Die Brotdiät

Erich Menden/Waltraute Aign

DIE BROTDIÄT

Endlich abnehmen und schlank bleiben

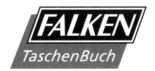

Im FALKEN TaschenBuch sind weitere Diät-Ratgeber erschienen.
Sie sind überall erhältlich, wo es Bücher gibt.

Besuchen Sie uns auch im Internet unter: **www.falken.de**

Dieses Buch wurde auf chlorfrei gebleichtem und säurefreiem Papier gedruckt.

Der Text dieses Buches entspricht den Regeln der neuen deutschen Rechtschreibung.

Bei diesem Buch handelt es sich um eine überarbeitete Neuausgabe des bereits unter dem Titel „Die gesunde Schlankheitskur" im bassermann Verlag erschienenen Bandes.
Die darin beschriebene Reduktionsdiät wurde im Test Spezial-Heft „Schlank und fit" der Stiftung Warentest im Mai 1997 für empfehlenswert befunden.

Überarbeitete Neuausgabe
ISBN 3 635 60492 5

© 1999 by FALKEN Verlag, 65527 Niedernhausen/Ts.

Umschlaggestaltung: Zembsch' Werkstatt, München
Layout: Studio Walter Lohse, Büttelborn
Redaktion dieser Ausgabe: Caroline Hartge, Garbsen/Susanne Janschitz
Herstellung: Torsten Hellbusch
Titelbild: Image Bank, München/David de Lossy
Zeichnungen: Susan Gabler
Satz: Raasch & Partner GmbH, Neu-Isenburg
Druck: Freiburger Graphische Betriebe GmbH, Freiburg

Die Ratschläge in diesem Buch sind von den Autoren und vom Verlag sorgfältig erwogen und geprüft, dennoch kann eine Garantie nicht übernommen werden. Eine Haftung der Autoren bzw. des Verlags und seiner Beauftragten für Personen-, Sach- und Vermögensschäden ist ausgeschlossen.

101780395X817 2635 4453 6271

Inhalt

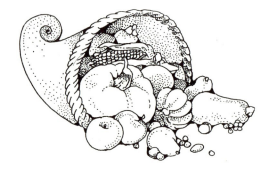

Einleitung

Übergewicht zu haben ist unbequem und gilt nicht nur als weniger „schön", sondern – mit Recht – auch als ungesund.

Die Ernährungsberichte der Deutschen Gesellschaft für Ernährung haben wiederholt festgestellt, dass die Hauptprobleme für die Gesundheit in Deutschland von der weit verbreiteten Überernährung ausgehen, die bei fast 20% der Bevölkerung zu starkem Übergewicht geführt hat. Fast jeder vierte Bundesbürger möchte daher gerne (wieder) schlanker werden.

Es bleibt die Frage: Was soll man tun, was kann man tun? Wir möchten Ihnen mithilfe eines „Schlankheitsplans mit persönlicher Note", der Ihrem Geschmack weitgehend Rechnung trägt, eine dauerhafte Hilfestellung zur Lösung Ihrer Gewichtsprobleme geben. Wir versprechen keine Wunder. Wir bieten Ihnen Ratschläge und Rezepte, die zunächst am Institut für Ernährungswissenschaft der Universität Gießen mit über 100 übergewichtigen Versuchspersonen in vier- bis achtwöchigen kontrollierten Versuchsreihen erprobt und anschließend in der ärztlichen Praxis, im Klinikbereich und in zahlreichen Großküchen mit Erfolg angewandt wurden. Unsere Reduktionskost erhielt ihren Namen durch den relativ hohen Brotanteil. Dies vermittelt jedoch allzu leicht den falschen Eindruck, man brauche nur genügend Brot zu essen, um schlank zu werden. Brot gehört dazu, aber der Mensch lebt nicht vom Brot allein!

Tatsächlich entsprechen unsere Empfehlungen einer im Energie- und Fettgehalt reduzierten und in ihrem Gehalt an lebensnotwendigen Nährstoffen ausgewogenen und überprüften vollwertigen Mischkost, die vor allem dazu dienen soll, auf Dauer wieder vernünftigere Ernährungsgewohnheiten einzuüben, damit die Ernährung nicht zur ständigen Schaukelpolitik zwischen dick und dünn, zwischen Genuss und Reue wird.

Das „richtige" Gewicht

Das Körpergewicht eines Menschen ist abhängig von seiner Körpergröße. Es wird in erster Linie bestimmt durch den Wassergehalt, der beim Erwachsenen etwa 55–60% des Körpergewichts beträgt, weiterhin durch das Gewicht der Knochen, der Muskelmasse und des Körperfetts. Übergewicht entsteht durch übermäßige Erhöhung des Fettanteils an der Körpermasse, sieht man einmal von krankhaften Flüssigkeitsansammlungen in den Geweben ab. Von Fettsucht oder beginnender Fettsucht wird bei Frauen dann gesprochen, wenn der Fettanteil mehr als 30% des Körpergewichts beträgt, bei Männern mehr als 25%.

Eine isolierte Messung des Körperfetts wäre zwar nützlich, um sicher beurteilen zu können, worauf eine Gewichtszunahme beruht, ist aber nur unter Schwierigkeiten möglich. In der Regel kann man jedoch eine Zunahme des Körpergewichts in erster Linie auf eine Vermehrung des Körperfetts zurückführen. Das übliche Wiegen reicht also aus.

Gibt es nun ein wissenschaftlich anerkanntes „richtiges" Gewicht, das die beste Voraussetzung für Gesundheit und langes Leben bietet? Leider kann die experimentelle Ernährungsforschung zur Klärung dieser Frage nur wenig beitragen. Versuche am Menschen, die der Frage nachgehen, bei welcher Ernährungsweise und bei welchem Körpergewicht, bezogen auf die Körpergröße, das höchste Lebensalter zu erreichen sei, sind nicht durchführbar. Die Ergebnisse von Tierversuchen sind in diesem Bereich nicht auf den Menschen übertragbar. Damit bleibt als einzige Methode, um Anhaltspunkte über das wünschenswerte Körpergewicht zu ermitteln, der Vergleich statistischer Daten.

Die große Gefahr auf diese Weise ermittelter, scheinbar „genauer" Zahlenwerte liegt in der Versuchung, sie als allgemeingültig und verlässlich zu betrachten. Jede Abweichung nach unten oder oben erscheint als nicht mehr normal und möglicherweise krank machend. Die heutige Auffassung geht dahin, das wünschenswerte Gewicht bei einer bestimmten Körperlänge nicht mehr auf das Kilogramm genau anzugeben, sondern vielmehr einen Bereich, in dem sich das Körpergewicht bewegen sollte. Einen Vorschlag hierzu finden Sie in Tabelle 1.

TABELLE 1: BEREICHE DES WÜNSCHENSWERTEN „SOLLGEWICHTS" FÜR ERWACHSENE

Körperlänge in Zentimetern	Gewicht in Kilogramm Männer	Frauen
150		44–56
155	50–61	47–59
160	53–65	50–62
165	56–69	53–66
170	59–73	56–70
175	63–78	59–74
180	68–84	63–79
185	72–88	65–82
190	75–92	67–84
195	78–95	

Ein Untergewicht gegenüber dem Normalbereich gilt nicht als nützlich. Geringes Übergewicht ist noch nicht als Risikofaktor einzustufen. Es macht erfahrungsgemäß nur wenig oder keine Beschwerden. Es begünstigt jedoch auf Dauer die Entstehung von Stoffwechselstörungen mit ernsten Folgeerkrankungen, die bei Menschen mit geringerem Gewicht weitaus seltener anzutreffen sind.

Wer sich daher mit seinem Körpergewicht nach dieser Tabelle an der oberen Grenze und sogar darüber befindet, sollte seinen Blutdruck, seine Blutfettwerte und seinen Blutzuckerspiegel ärztlich kontrollieren lassen – und versuchen, schlanker zu werden, falls diese Werte überhöht sind.

Eine weitaus stärkere Gefährdung ergibt sich bei einem Übergewicht von 20% und mehr über dem „Normalgewicht" – wenn z.b. ein 1,70 m großer Erwachsener über 84 kg (70 + 20%, d.h. + 14, = 84) wiegt. In diesem Bereich beginnt man von Fettsucht zu sprechen, deren Ursache in jedem Falle durch den Hausarzt geklärt werden sollte. Sie birgt immer die Gefahr einer verringerten Lebenserwartung.

Wie entsteht Übergewicht?

In jedem Falle ist zunehmendes Körpergewicht durch vermehrten Fettansatz die Folge einer unausgeglichenen Bilanz: Es wird mehr aufgenommen als verbraucht. Den Naturgesetzen folgend, wandelt der Organismus die nicht verbrauchten Energielieferanten Fett, Kohlenhydrate, Eiweiß, aber auch Alkohol in Körperfett um und speichert sie für schlechtere Tage. Wir essen aber zu häufig mehr als es der Bedarf erfordert, die schlechten Tage kommen nicht, der Fettansatz wächst, und es entsteht Übergewicht.

Der übermäßige Fettansatz beginnt vielfach schon im Säuglingsalter. Der Zwang zum Essen, zum Leeressen des Tellers ohne Rücksicht auf Hunger und Bedarf, hat hier schon viel Unheil gestiftet. Weitere besonders kritische Lebensabschnitte sind für viele Menschen der Eintritt ins Berufsleben und der häufig damit verbundene Übergang zu vorwiegend sitzender Lebensweise, die Gründung einer Familie und die damit meist verbundene regelmäßige Versorgung mit reichhaltigen Mahlzeiten sowie bei Frauen die Zeit der Wechseljahre.

Ein großer Teil der Übergewichtigen wird ganz einfach vom Genuss verführt, den wir uns heute in weit größerem Maße leisten können als in früheren Zeiten. Man isst erfahrungsgemäß immer mehr, wenn es schmeckt – und wir verstehen es immer besser, unsere Nahrung schmackhaft zu machen. Wir machen uns Appetit, wenn der Hunger fehlt.

Die Ursache für die Entstehung und weite Verbreitung von Übergewicht ist aber nicht nur in der Ernährung zu suchen. Gleichzeitig mit dem immer reichlicher und raffinierter werdenden Nahrungsangebot hat die körperliche Beanspruchung nachgelassen. Wir essen und trinken so viel wie oder sogar mehr als früher, die von uns geforderte Muskelleistung und damit der Energiebedarf ist jedoch weitaus geringer geworden. Zahlreiche technische Hilfsmittel im Arbeitsleben und in der Freizeit setzen den Einsatz von Körperkraft und damit den Verbrauch von Nahrungsenergie herab oder machen ihn überflüssig. Wir sind zur Knopfdruckgeneration geworden. Diese Erkenntnis allein nützt jedoch nichts. Die Forderung durch Veränderung unserer Umwelt Abhilfe zu schaffen oder auf die Annehmlichkeiten des täglichen Lebens zu verzichten, wäre wirklichkeitsfremd. Es bleibt daher nur der Weg, die Ernährung an die veränderten Lebensbedingungen anzupassen und durch vermehrte körperliche Betätigung wieder schlanker und gesünder zu werden!

Die passende Diät

Das radikalste Verfahren besteht darin, auf begrenzte Zeit zu fasten, entweder in Form der Nulldiät oder als Saftfasten. Eine Nulldiät über längere Zeit, d.h. über mehr als drei Tage, sollte nur bei extrem Übergewichtigen unter ständiger ärztlicher Kontrolle angewandt werden. Als Konzept zur Reduktion des Übergewichts in eigener Regie zu Hause muss von der Nulldiät abgeraten werden, zumal sie keinerlei Ansatzpunkte für die erwünschte langfristig wirksame Änderung des Ernährungsverhaltens bietet.

Der gleiche Vorwurf muss gegen Appetitzügler erhoben werden, da hiermit häufig eine Abhängigkeit vom Medikament – zum Teil mit unerwünschten Nebenwirkungen – herbeigeführt wird. Die Verabreichung von Medikamenten sollte grundsätzlich nur durch den Arzt erfolgen.

Auch die Umstellung auf eine einseitige Fehlernährung ohne Kohlenhydrate, jedoch mit viel Eiweiß und Fett hat keinen Lerneffekt, da sie – ähnlich wie kalorienarme oder kalorienreduzierte Fertiggerichte – meist nur als „Ernährung auf Zeit" betrachtet wird. Anschließend kehrt man wieder zu früheren falschen Ernährungsgewohnheiten zurück. Damit werden Symptome bekämpft, nicht aber die Ursachen.

Hohe Gewichtsverluste in kurzer Zeit wie sie nicht nur von kohlenhydratfreien Diäten, sondern auch von zahlreichen „Wunderkuren" immer wieder versprochen werden, hängen im Übrigen immer mit dem Wasserhaushalt zusammen und sind keine echten Verluste an Körperfett. Hier liegt auch der Grund dafür, dass schnellen Gewichtsabnahmen meist ebenso schnelle Gewichtszunahmen folgen („Gewichtssprünge"). Jedes Versprechen, das unter normalen Lebensbedingungen mehr als 300 g Gewichtsverlust an Körperfett pro Tag in Aussicht stellt, ist im Grunde unehrlich.

Als natürliche und vernünftige Methode zur Herabsetzung des Übergewichts bleibt das Konzept „weniger essen", mit dem Ziel, die Nahrungsenergiezufuhr langfristig an den Energiebedarf anzupassen. Dies ist nur durch eine dauerhafte Veränderung der Ernährungsgewohnheiten möglich. Es ist der schwierigere Weg, er bringt keine schnellen, spektakulären Erfolge, sondern hat einen kontinuierlichen, langsamen Abbau von Körperfett zum Ziel.

Folgende Bedingungen sollten nach unseren Erfahrungen und aus ernährungsphysiologischer Sicht an eine vernünftige Ernährungsweise zur Herabsetzung des Körpergewichts gestellt werden:

● 30–40% weniger Nahrungsenergie, als der Bedarf erfordert, jedoch alle unentbehrlichen Nährstoffe in ausreichender Menge.
● überwiegend „normale" Lebensmittel, möglichst keine teuren Speziallebensmittel als „Sonderernährung";
● schmackhafte Kost mit möglichst guter Sättigungswirkung;
● keine schnell resorbierbaren Kohlenhydrate (Zucker), keine alkoholischen Getränke in der ersten Diätphase;
● Ballaststoffe in ausreichender Menge.

Der natürliche und vernünftige Weg besteht also darin:
● den Verzehr besonders energie- (= kalorien)reicher Lebensmittel einzuschränken,
● ballaststoffreiche Lebensmittel stärker zu berücksichtigen,
● mehrere kleinere Mahlzeiten wenigen großen vorzuziehen,
● sich regelmäßig körperlich zu betätigen.

Damit sollte eine bleibende Veränderung falscher Gewohnheiten angestrebt werden.

Dieser Weg muss und soll keine schnellen Erfolge bringen. Ein bis eineinhalb Kilogramm Gewichtsverlust pro Woche betrachten wir als optimal. Eine Anpassung der Nährstoffzufuhr an den tatsächlichen Bedarf muss außerdem keineswegs eine extreme Umstellung in der Wahl der Nahrungsmittel bedeuten. Im Gegenteil, schnelle Erfolge und ungewohnte „Sondernahrungsmittel" verleiten dazu, sobald wie möglich wieder in die bequemen, falschen Gewohnheiten zurückzufallen, wenn das angestrebte Gewicht erreicht ist, um bei Bedarf „die Kur" zu wiederholen. Das Schlankheitsprogramm wird zur Arznei. Dies liegt keineswegs in unserer Absicht, wir streben dagegen an, Ihnen den vernünftigen Umgang mit Ihrer Nahrung wieder schmackhaft zu machen!

Grundlagen einer vollwertigen Ernährung

Die Nahrung des Menschen kann aus sehr unterschiedlichen Nahrungsmitteln zusammengesetzt sein. Sie muss jedoch stets alle Nährstoffe in ausreichender Menge enthalten, die der Organismus zur Aufrechterhaltung seiner Funktion und zum Aufbau und Ersatz von Körpersubstanz benötigt. Als energieliefernde „Hauptnährstoffe" gelten vor allem Fett und Kohlenhydrate, aber auch Eiweiß. Zu den weiteren unentbehrlichen Nährstoffen zählen das Wasser, die essenziellen (unentbehrlichen) Aminosäuren aus dem Nahrungseiweiß als Bausteine für das Körpereiweiß, essenzielle Fettsäuren (Linolsäure), Vitamine und Mineralstoffe. Auch Ballaststoffe zählen zu den unentbehrlichen Stoffen in unserer Ernährung, obwohl sie im engeren Sinne keine Nährstoffe sind. Sie sorgen aber für eine geregelte Darmtätigkeit.

Wenn in einer Reduktionsdiät die Nahrungsenergieträger Fett und Kohlenhydrate reduziert werden, um den Körper zu veranlassen, seine eigenen Fettdepots zur Energiegewinnung anzugreifen, muss man besonderen Wert auf die ausreichende Zufuhr der anderen unentbehrlichen Nährstoffe, d.h. auf Vitamine, Mineralstoffe und Ballaststoffe, legen, da der Bedarf hierfür auch in einer Reduktionsdiät nicht vermindert ist!

Eiweiß (Protein)

Eiweiß ist ein unentbehrlicher Baustein für die lebende Zelle, für Muskeln, Enzyme, Hormone und den Blutfarbstoff. Eiweiß findet sich in fast allen Lebensmitteln tierischer und pflanzlicher Herkunft. Durch die Verdauung in Magen und Darm wird Nahrungseiweiß in seine Bestandteile, die Aminosäuren, aufgespalten, in denen der Organismus im so genannten Stoffwechsel wieder sein eigenes Körpereiweiß aufbaut. Acht Aminosäuren gelten als „essenziell", d.h. sie sind unentbehrliche Nahrungsbestandteile, die stets mit der Nahrung zugeführt werden müssen, da der menschliche Organismus sie nicht selbst bilden kann. Vom unterschiedlichen Gehalt der Eiweiße an diesen essenziellen Aminosäuren, hängt es ab, wie viel sie zum Aufbau und Ersatz von Körpereiweiß beitragen können. Tierische Eiweiße sind meist wertvoller, aber auch mit pflanzlichen Eiweißen kann man als Erwachsener seinen Bedarf an Aminosäuren problemlos decken, wenn man auf eine abwechslungsreiche, gemischte Kost achtet. Für Kinder sollten zumindest Milchprodukte dabei sein!

UNSER TIPP

Täglich Milch und Milchprodukte, auch kleine Portionen Fisch oder Fleisch in Kombination mit Brot und Kartoffeln, sorgen für eine ausreichende Eiweißzufuhr!

Fett

Fett ist der kalorienreichste Energielieferant in unseren Speisen. Fett ist aber auch Träger der fettlöslichen Vitamine und der essenziellen Fettsäuren. Wichtigster Vertreter dieser Fettsäuren ist die Linolsäure, die damit ebenfalls zur Gruppe der unentbehrlichen Nahrungsbestandteile gehört. Fett findet sich in der Nahrung nicht nur als Streichfett, Backfett oder Öl, sondern in beträchtlicher Menge auch als verborgenes Fett, z.B. in Wurst, Käse und Erdnüssen. Nur eine geringe Zufuhr von Nahrungsfett gilt als lebensnotwendig, aber linolsäurereiche pflanzliche Öle oder Fette sollten dabei sein.

UNSER TIPP

Fettmenge halbieren, d.h. kein Streichfett unter Wurst und Käse, sichtbares Fett an Fleisch und Schinken abschneiden und fettarme Zubereitungstechniken bevorzugen!

Kohlenhydrate

Die verdaulichen Kohlenhydrate (Zucker und Stärke) sind vor allem Energielieferanten. In dieser Funktion können sie die Fette weitgehend ersetzen, sind aber wesentlich schneller verfügbar als diese. Ein Zuviel an Kohlenhydraten wandert nach Umwandlung in „Depotfett" direkt in die Fettspeicher des Körpers und kann dann für unliebsame Überraschungen auf der Waage sorgen. Außerdem erhöht sich – insbesondere durch klebrige Süßigkeiten – die Kariesgefahr, wenn keine ausreichende Mundhygiene betrieben wird. Das soll aber nun keineswegs heißen, dass Sie auf alles Süße in Zukunft verzichten müssen. Denken Sie jedoch daran, dass Sie beim Verzehr von Süßspeisen und zuckerhaltigen Getränken den Organismus reichlich mit schnell verfügbarer Energie „eindecken", Energie, die er meist im Moment gar nicht braucht und daher in Fettdepots speichert. Die komplexen Kohlenhydrate, wie die Stärke, z.b. aus Brot oder Kartoffeln, werden dagegen langsamer abgebaut und versorgen den Körper kontinuierlich mit der nötigen Energie.

Bei den unverdaulichen Kohlenhydraten, den Ballaststoffen, handelt es sich vor allem um die Gerüstsubstanzen in Früchten und Gemüsen sowie die Rand- oder Schalenanteile des Getreidekorns. Sie werden nicht von den Verdauungssäften des Menschen abgebaut, sind aber nützliche Substanzen, die die Darmarbeit anregen, eventuell vorhandene, schädliche Substanzen durch Beschleunigung der Darmpassage schnell aus dem Körper entfernen und dadurch offenbar die Entstehung verschiedener Krankheiten, insbesondere des Darmtraktes, verhindern helfen.

UNSER TIPP

Bevorzugen Sie die (komplexen) Kohlenhydrate aus Brot, Getreidemüsli und Kartoffeln, da diese Nahrungsmittel im Gegensatz zu den meisten Süßigkeiten zusätzlich viele Vitamine, Mineralstoffe und Ballaststoffe enthalten. Sie besitzen dadurch den Vorteil, länger zu sättigen. Denken Sie daran, dass gerade die kräftigen Brot- und Brötchensorten aus Vollkornmehlen besonders reich an Vitaminen, Mineralien und Ballaststoffen sind.

Vitamine

Unter der Bezeichnung Vitamine fasst man eine Gruppe von Wirkstoffen zusammen, die als eine Art Katalysator für viele Vorgänge unseres Stoffwechsels wichtig ist. Ihre Zufuhr mit der Nahrung ist unbedingt notwendig, da der menschliche Organismus nicht selbst Vitamine aufbauen kann. Chemisch gesehen bilden sie keine einheitliche Gruppe von Verbindungen. Sie werden meist nach ihrer Wasser- bzw. Fettlöslichkeit eingeteilt.

Die wichtigsten wasserlöslichen Vitamine sind Vitamin C und die Vitamine der B-Gruppe (B1, B2, B6, B12, Niacin, Pantothensäure, Folsäure, Biotin)

Die fettlöslichen Vitamine sind die Vitamine A, D, E und K.

Mangelprobleme spielen in unserer Überflussgesellschaft heutzutage glücklicherweise keine Rolle mehr. Nicht auszuschließen ist aber die Möglichkeit, dass durch einseitige Ernährung, z.b. durch einseitige Reduktionsdiäten, dem Organismus von manchen Vitaminen nicht genug zugeführt wird.

Dies kann dann zu uncharakteristischen, meistens nicht eindeutig erkennbaren Störungen führen, die zwar keine echte Krankheit darstellen, aber die körperliche und geistige Leistungsfähigkeit und die allgemeine Widerstandskraft schwächen.

UNSER TIPP

Unnötig lange Luft- und Lichteinflüsse beim Lagern und Wässern, zu langes Kochen und wiederholtes Aufwärmen vermeiden, denn dies führt zur Zerstörung der Vitamine in den Lebensmitteln.

Mineralstoffe

Mineralstoffe müssen ebenfalls mit der Nahrung aufgenommen werden. Sie finden sich in pflanzlichen und tierischen Nahrungsmitteln. Man teilt sie üblicherweise in zwei Gruppen ein:

Die so genannten Mengenelemente: Calcium, Phosphor, Natrium, Kalium, Magnesium und Chlorid.

Die so genannten Spurenelemente: Eisen, Kupfer, Jod, Zink, Mangan, Fluor und Kobalt.

Mineralstoffe sind sowohl Bausteine (Calcium in Knochen, Natrium in der Blutflüssigkeit, Eisen im Blutfarbstoff) als auch Reglerstoffe, die bereits in kleinsten Mengen für den reibungslosen Ablauf vieler Lebensvorgänge unentbehrlich sind. Sie müssen ebenso wie die Vitamine während einer Reduktionsdiät in gleicher Menge wie bei Normalkost aufgenommen werden!

UNSER TIPP

Mit einer gemischten Ernährungsweise – tierische und pflanzliche Lebensmittel, darunter regelmäßig auch Vollkornerzeugnisse, Milchprodukte, Frischgemüse, -salate und -obst – ist bei einer „Normalkost" eine ausreichende Zufuhr im Allgemeinen auch ohne Berechnung gewährleistet.

Wasser

Wasser ist der unentbehrlichste Nährstoff, denn ohne Wasser kann der Mensch nur wenige Tage überleben. Der lebenswichtige Kreislauf des Blutes kann nur bei genügend Flüssigkeitszufuhr aufrechterhalten werden, da der Körper ständig Wasser ausscheidet und verdunstet. Vor allem die Nieren sind auf ausreichende Flüssigkeitszufuhr angewiesen, da sie die wasserlöslichen Abfallprodukte des Organismus ausscheiden müssen, um eine Selbstvergiftung zu vermeiden. Gerade bei einer Reduktionsdiät ist dies äußerst wichtig, man sollte sogar mehr trinken als sonst.

UNSER TIPP

Täglich etwa eineinhalb bis zwei Liter trinken – aber keine kalorienhaltigen Limonaden oder Nektare!

Der Weg zum Schlankerwerden

Unser Schlankheitsplan geht davon aus, dass Sie pro Woche etwa ein bis eineinhalb Kilogramm Ihres Übergewichts verlieren sollten. Mehr ist keinesfalls notwendig. Am Anfang werden Sie voraussichtlich etwas mehr Gewicht verlieren, in der dritten und vierten Woche etwas weniger. Das ist durchaus normal für die Durchführung einer derartigen Diät und zeigt lediglich an, dass Ihr Organismus sich auf die verminderte Zufuhr von Nahrungsenergie einstellt.

Das Brot nimmt eine bevorzugte Stellung in den von uns empfohlenen Tageskostplänen ein, weil es sich ideal mit vielen anderen Lebensmitteln kombiniem lässt und besonders für Zwischenmahlzeiten am Arbeitsplatz geeignet ist.

Durch seinen hohen Gehalt an Stärke und Ballaststoffen – letztere besonders in Gebäcken aus Vollkornmehlen – bewirkt es ein lang anhaltendes Sättigungsgefühl. Ausreichende Sättigung ist jedoch eine wichtige Voraussetzung für das Wohlbefinden und damit entscheidend für den Erfolg einer Reduktionsdiät!

Wir empfehlen Ihnen daher auch eine Verteilung der täglichen Nahrungsmenge auf fünf kleinere Mahlzeiten, die mit Brot leichter zu bewerkstelligen sind, statt auf drei Hauptmahlzeiten. Zu große Pausen zwischen den Mahlzeiten fördern den Hunger. Die überwiegende Verwendung dunkler Brotsorten mit hohem Ballaststoffgehalt hilft mit, Ihre Verdauung zu regulieren, und wirkt der Gefahr einer Verstopfung entgegen, die bei Reduktionsdiäten häufig zu beobachten ist.

Achten Sie auf ausreichende Flüssigkeitszufuhr und trinken Sie eher mehr als sonst – allerdings keine alkoholischen, gezuckerten oder sonstigen kalorienhaltigen Getränke, wie etwa Vollmilch. Um den Appetit nicht unnötig anzuregen und keine überflüssige Nahrungsenergie zuzuführen, müssen Sie während der Dauer der Reduktionsdiät auf Zucker, zuckerhaltige Süßwaren und auf alkoholische Getränke verzichten – auch wenn es schwer fällt! Diese angenehmen „kleinen Sünden" sind vielfach für die kleinen und großen Fettpolster, die Sie gerne loswerden wollen, verantwortlich.

Süßes und Alkoholisches sollen nicht auf immer verbannt werden. Eine kurze Zeit der Enthaltsamkeit kann jedoch dazu beitragen, sich von einer häufig bereits vorhandenen Abhängigkeit zu lösen. Nur bei vernünftigem Umgang mit diesen energiereichen Genussmitteln können Sie ein wieder erreichtes Wunschgewicht auch halten!

ÜBRIGENS:

Bevor Sie auf längere Zeit eine Reduktionsdiät durchführen, sollten Sie Ihren Hausarzt fragen! Er kann z.b. Ihre Cholesterinwerte und Ihren Blutdruck vor und nach der Diät überprüfen und Ihnen damit sagen, ob Sie hier Erfolg hatten!

Tipps und Tricks zum Durchhalten

Rezepte allein bieten noch keine Gewähr für ein erfolgreiches Schlankheitsprogramm. Sie sind sich wahrscheinlich darüber im Klaren, dass auch Ihr Verhalten änderungsbedürftig ist. Unterstützen Sie Ihre Charakterstärke durch einige Hilfen!

1. Wiegen Sie sich täglich!

Halten Sie Ihre Fortschritte in einer Gewichtskurve fest.

Steigen Sie möglichst immer zur gleichen Tageszeit und ohne Straßenkleider auf die Waage. Falls Sie keine Möglichkeit haben sollten, sich ohne Kleider zu wiegen, achten Sie bitte darauf, dass Ihre „Kleidergewichte" (insbesondere die Schuhe!) von einem Tag zum anderen nicht zu stark voneinander abweichen. Und: Benutzen Sie möglichst immer dieselbe Waage!

2. Informieren Sie Ihre Familie, Ihre Freunde und Kollegen!

Man wird Verständnis für Sie haben, vor allem bei Einladungen. Außerdem nehmen Sie sich damit freiwillig selbst in die Pflicht!

Für den Fall, dass Sie zu einer Party geladen sind, brauchen Sie diese nicht gleich abzusagen, sollten aber einige Ratschläge beachten:

● Greifen Sie beim Essen (beim kalten Buffet besonders gut durchzu-
führen) zu den kalorienärmsten Speisen wie Geflügel, Obstsalate,
mageres Fleisch, Forelle.

● Meiden Sie fette und kalorienhaltige Gerichte wie Frikadellen, majo-
näsehaltige Salate, Eis mit Sahne, fetten Käse.

Lassen Sie sich in Ihrem Essverhalten auch nicht durch spöttische Bemer-
kungen anderer Gäste einschüchtern!
Ist Ihr Gewicht nach einer Feier doch gestiegen, so versuchen Sie, dies
gleich wieder auszugleichen, z.B. indem Sie etwas mehr Sport treiben. An
einem Samstag oder Sonntag können Sie auch einmal das Frühstück ausfallen lassen oder einen Schalttag einlegen. Dies sollte aber nicht zur
Regel werden!

3. So kaufen Sie ein!

Stellen Sie vor jedem Lebensmitteleinkauf eine Einkaufsliste auf, und
kaufen Sie nur das, was auf der Liste steht. Kaufen Sie nur nach dem
Essen ein, niemals hungrig! Sollten Sie besonders anfällig für süße, saure,
salzige oder alkoholische Verführungen sein, lassen Sie andere Familien-
mitglieder oder Freunde für Sie einkaufen. Kaufen Sie möglichst nur die
Lebensmittel ein, die zu Ihrem Rezeptplan gehören. Andere Lieblings-
speisen, Getränke oder Knabberartikel sollten nicht in Sichtweite stehen,
auch nicht im Kühlschrank!

4. Bremsen Sie Ihren Appetit!

Trinken Sie vor dem Essen ein Glas Mineralwasser als Appetitbremse.
Auch eine Portion Salat vor der Hauptmahlzeit wirkt appetithemmend!

5. Essen Sie bewusster!

Versuchen Sie, bei Ihren Mahlzeiten kleinere Bissen zu nehmen als
üblich, und kauen Sie gründlicher, langsamer, bewusster! Konzentrieren
Sie sich auf das Essen, und meiden Sie Nebentätigkeiten (Fernsehen,
Lesen), bei denen Sie das „Zuvielessen" vergessen.

6. Verzichten Sie auf Naschereien am Abend!
Abendliche Naschereien beim Fernsehen sind gefährlich. Falls es Ihnen sehr schwer fällt, darauf ganz zu verzichten, heben Sie sich dafür etwas Obst von der Zwischenmahlzeit auf.

7. Lernen Sie den Energiegehalt Ihrer Nahrung kennen!
Der Speiseplan dieser Diät informiert Sie über den Energiegehalt Ihrer Lebensmittel. Versuchen Sie jedoch, ab und zu den Kalorien- bzw. Joulegehalt Ihrer Lebensmittel zu schätzen. Es hilft Ihnen auch später, wenn Sie wieder „normal" essen und trinken, Ihre Lebensmittel gerade im Hinblick auf überflüssige und unerwünschte Kalorien zu beurteilen.

8. Suchen Sie Gleichgesinnte!
Suchen Sie sich jemanden, der ebenfalls schlanker werden möchte und die Diät gleichzeitig mit Ihnen durchführt. Erfahrungsaustausch und ein bisschen „Wettbewerb" helfen, bei der Stange zu bleiben.

9. Verzichten Sie nicht auf Zwischenmahlzeiten!
Halten Sie auf jeden Fall die angegebene Mahlzeitenzahl ein, und verzichten Sie nicht auf die Zwischenmahlzeiten. Gerade diese nämlich liefern eine ganze Reihe wichtiger Vitamine und Mineralstoffe und verhindern ein übermäßiges Hungergefühl!

Probleme?

Verdauung
Gelegentlich wird – nicht nur während der Schlankheitskost – über unregelmäßigen Stuhlgang geklagt. Dies liegt vor allem an der verminderten Nahrungsmenge. Im Übrigen ist es auch bei normaler Ernährung nicht besorgniserregend, wenn der Gang zur Toilette nicht immer täglich erfolgt. Ballaststoffreiche Nahrungsmittel (Vollkornbrot, Gemüse, Müsli) helfen, über diese Probleme hinwegzukommen. Abführtabletten sind nicht der richtige Weg!

Hunger

Wenn auch selten, so stellt sich in den ersten Tagen der Schlankheitskost als Folge der Umstellung auf eine verminderte Nahrungszufuhr doch gelegentlich Hunger ein. Dieser lässt nach einer kurzen Anpassungsphase bald nach. Verfallen Sie dann aber nicht in eine Abnehmeuphorie. Essen Sie nicht weniger als empfohlen oder gar überhaupt nichts mehr, sondern nehmen Sie die empfohlenen Mengen unbedingt zu sich.

Kritische dritte Woche

Während der dritten Woche werden meist die geringsten Abnehmerfolge erzielt. Bitte lassen sie sich davon nicht entmutigen, und machen Sie weiter! Ihr Organismus braucht Zeit. Was sich in langen Jahren angesammelt hat, kann auf physiologische Weise nicht schnell verschwinden.

Kältegefühl

Viele Teilnehmer beunruhigen sich über die Tatsache, dass sie nach etwa zwei Wochen schneller anfangen zu frieren. Der Grund hierfür ist in der abnehmenden Fettmasse zu sehen, die bisher einen wärme- bzw. kälteisolierenden Effekt ausübte, der nun allmählich nachlässt.

1200 oder 1500 kcal lebenslang?

Der Körper gewöhnt sich nicht an die 1200 oder 1500 kcal, wie man meinen könnte. Theoretisch könnten Sie mit dieser täglichen Energiezufuhr immer weiter abnehmen. Spätestens in dem Bereich des früheren „Idealgewichts" ist jedoch absolut Einhalt geboten, da der Organismus nach dem Abbau der überschüssigen Fettpolster beginnt, auch aus körpereigenem Eiweiß Energie zu gewinnen. Eine solche Übertreibung muss aus medizinischen Gründen abgelehnt werden!

Ein Kilogramm mehr während der Regel

Viele Frauen stellen fest, dass während ihrer Periode die Waage etwa ein Kilo mehr anzeigt. Das kommt daher, dass in diesen Tagen weniger Natrium durch die Nieren ausgeschieden und dadurch mehr Wasser im Körper gebunden wird. Die Gewichtszunahme besteht also nicht aus Fett, sondern nur aus Wasser, das nach etwa drei Tagen wieder verschwindet.

Ernährung ist nicht alles!

Erhöhen Sie Ihren täglichen Energieverbrauch wenigstens um 100 kcal (420 kJ)! Arbeiten Sie damit auf lange Sicht einen kleinen Teil Ihres Körpergewichts ab (100 kcal = etwa 17 g Fettgewebe), und machen Sie sich diese zusätzliche körperliche Bewegung zur neuen Gewohnheit.

Sie verbrauchen etwa 100 kcal (420 kJ) bei:

- 10 Minuten Dauerlauf oder „Trimm-Trab"
- 10 Minuten Treppensteigen
- 20–40 Minuten Wandern, je nach Tempo
- 10–20 Minuten Rad fahren, je nach Tempo
- 10–20 Minuten Schwimmen, je nach Tempo
- 15–20 Minuten Gymnastik oder Tanzen
- 15–20 Minuten Federball spielen oder Tischtennis spielen
- 15–20 Minuten Tennis spielen oder Rudern
- 20–25 Minuten Kegeln oder Reiten
- 10 Minuten Fußball spielen
- 10 Minuten Skilauf (Langlauf)
- 20–30 Minuten Gartenarbeit

Natürlich können Sie auch verschiedene Aktivitäten kombinieren und so die erwünschten 100 kcal erreichen. Hier ein Beispiel:

- 5 Minuten Gymnastik   25 kcal
- 10 Minuten schnell gehen   30 kcal
- 2 Minuten Treppensteigen   20 kcal
- 3 Minuten Dauerlauf   25 kcal
                                 = 100 kcal

Dies macht Sie auf Dauer nicht nur leichter, sondern auch beweglicher. Herz und Kreislauf und damit auch andere Organe werden leistungsfähiger. Sie fühlen sich besser und ermüden weniger rasch. Sie kommen weniger leicht außer Atem und geraten nicht so schnell ins Schwitzen.

Täglich etwas mehr Bewegung wirkt sich nicht nur entspannend auf Ihre Muskulatur aus, sondern auch auf die Stimmungslage! Es lohnt sich, darüber nachzudenken.

Der Schlankheitsplan im Baukastensystem

Nun geht's los! Auf den folgenden Seiten finden Sie den Schlankheitsplan. Er setzt sich aus vier verschiedenen Baukästen zusammen. So gibt es einen Baukasten für das Frühstück, einen für die Zwischenmahlzeiten, einen für das Mittagessen und einen für das Abendessen. Das System ist ganz einfach. Sie entnehmen dem jeweiligen Baukasten verschiedene Bausteine und setzen diese zu einer Mahlzeit zusammen. Wie das ganz genau gemacht wird, steht bei den einzelnen Mahlzeiten. Dabei gelten für Frauen (F) und Männer (M) jeweils verschiedene kcal-Angaben. Sie sehen also auf einen Blick, wie viel Sie von diesem Lebensmittel essen dürfen. So können Sie ganz leicht Ihren persönlichen Schlankheitsplan gestalten. Wer trotzdem lieber nach einem strengen Plan abnehmen will, findet diesen ab Seite 67.

Zuvor jedoch noch einige Hinweise und praktische Tipps, die Sie in Ruhe durchlesen sollten. Sie erleichtern Ihnen die richtige Durchführung und das Einhalten des Plans, denn nur dann stellt sich der Erfolg ein.

Was Sie wissen müssen

Wie viel Kalorien?
Wählen Sie die für Sie persönlich zutreffende Diät aus:

1200 kcal (5000 kJ) für Frauen und junge Mädchen mit leichter körperlicher Tätigkeit im Alter von 18 bis 80 Jahren (abgekürzt: F)

1500 kcal (6300 kJ) für Männer und Jugendliche mit leichter körperlicher Tätigkeit und für Frauen mit mittelschwerer körperlicher Tätigkeit im Alter von 18 bis 80 Jahren (abgekürzt: M)

Diese Energiemengen liegen etwa 1000 kcal unter dem jeweiligen durchschnittlichen Bedarf und ermöglichen eine Gewichtsabnahme von etwa einem Kilogramm pro Woche.

Welche Zeit?

Wie lange Sie diese Diät durchführen wollen, hängt von der Höhe Ihres Übergewichts und von Ihrem Wunschgewicht ab. Wir empfehlen vier Wochen, denn für diese Zeitspanne ist der Schlankheitsplaner erarbeitet und geprüft. Haben Sie nach vier Wochen Ihr Wunschgewicht noch nicht erreicht, empfehlen wir eine Pause von vier Wochen und dann eine Wiederholung.

Was bringt der Schlankheitsplan?

Fünf Mahlzeiten täglich dürfen und sollten Sie verzehren. Häufige kleine Mahlzeiten erleichtern Ihnen das Durchhalten und lassen Hunger gar nicht erst aufkommen.

Die Mahlzeiten sind so abwechslungsreich und vielseitig zusammengestellt, dass sich Eiweiß, Fett und Kohlenhydrate harmonisch ergänzen und dass Mineralstoffe, Vitamine und Ballaststoffe in ausreichender Menge enthalten sind.

Die Lebensmittel sind so gewählt, dass Sie diese Diät in jeder Situation durchführen können. Sie sind überall erhältlich.

„Schlankheitsplan" bedeutet kein starres Diätschema, sondern Planungshilfe für alle, die sich Gedanken darüber machen, wie sie auf optimale Weise Gewicht verlieren und auf Dauer ihr Ernährungsverhalten ändern können.

Sie finden für jede Mahlzeit, ob Frühstück, Zwischenmahlzeit, Mittagessen oder Abendessen

● erprobte Vorschläge für die Lebensmittelauswahl und eine Vielfalt an Austauschmöglichkeiten,

● Beispiele für die einzelnen Mahlzeiten mit Rezepten. Sie zeigen, wie sich aus den Vorschlägen die Schlankheitskost zusammenstellen lässt.

Kombinieren Sie aus den Beispielen und Rezepten ganz einfach Ihren persönlichen Speiseplan!

Sie dürfen einzelne Mahlzeiten austauschen, z.b. das warme Mittagessen auf den Abend legen und das kalte Abendessen als Mittagsverpflegung mit an den Arbeitsplatz nehmen. In der Regel sollten Sie keine Mahlzeit ausfallen lassen, doch bei besonderen Gelegenheiten, wie Einladungen, Restaurantbesuch oder an Festtagen, dürfen Sie die Zwischenmahlzeiten mit einer Hauptmahlzeit kombinieren, um etwas mehr Spielraum zu haben.

Das Zubereiten von Einzelportionen in kleinen Mengen bereitet häufig Schwierigkeiten, kostet Zeit und viel Energie. Einfacher ist es und mehr Spaß bereitet es, sich mit anderen Abnehmewilligen aus der Familie, dem Freundeskreis oder am Arbeitsplatz zusammenzutun, gemeinsam zu kochen und zu essen. Ist das nicht möglich, haben wir uns einen anderen Weg überlegt, wie Sie einfach und schnell diätgerechte und abwechslungsreiche Gerichte zubereiten können. Nach dem Motto „Aus eins mach vier" finden Sie Grundrezepte für 4 Portionen, die nach dem Schlankheitsplan erarbeitet wurden und sich im Tiefkühlfach gut aufheben lassen. Auf ihrer Basis lassen sich die unterschiedlichsten Gerichte herstellen. Diese Grundrezepte sind in erster Linie für Fleischspeisen gedacht, ebenso lassen sich aber auch Reis, Teigwaren und Vollkorngetreide, wie Weizen, Grünkern oder Hirse auf Vorrat garen.

Wenn Sie alle Mahlzeiten mit der für Sie ausgewählten Lebensmittelvielfalt und in den angegebenen Mengen zu sich nehmen enthält Ihre Ernährung nach dem Schlankheitsplan folgende Mengen an Energie und Nährstoffen pro Tag:

TABELLE 2: ENERGIE- UND NÄHRSTOFFZUFUHR NACH DEM SCHLANKHEITSPLAN

	F	M
Energie	1200 kcal	1500 kcal
Eiweiß	60 g (20 cal-%)	80 g (20 cal-%)
Fett	40 g (30 cal-%)	50 g (30 cal-%)
Kohlenhydrate	145 g (50 cal-%)	185 g (50 cal-%)

Maße und Gewichte

In Tabelle 3 finden Sie Maße, Gewichte und Portionsgrößen, die dem Schlankheitsplan zu Grunde liegen bzw. den üblichen Verpackungsgrößen entsprechen.

Diese Angaben können nur Durchschnittswerte darstellen, deshalb empfehlen wir Ihnen:

● Besorgen Sie sich eine Diät- oder Briefwaage und einen Messbecher.

● Wiegen und messen Sie – zumindest in der ersten Woche – Ihre Fleisch-, Quark-, Obst- und Gemüseportion, die Scheibe Brot, Wurst oder Käse und das Fassungsvermögen Ihrer Tassen und Gläser.

● Tragen Sie die von Ihnen ermittelten Maße und Gewichte in die Tabelle ein, und legen Sie bei der Zubereitung der Diät diese Größen zu Grunde.

So gewinnen Sie die Sicherheit, dass Sie Ihre Diät exakt einhalten können, und Sie bekommen ein Gefühl für richtige Maß- und Gewichtseinheiten.

TABELLE 3: MASSE, GEWICHTE UND PORTIONSGRÖSSEN IM SCHLANKHEITSPLAN

Beilagen, Zutaten	1 TL, gestr. Gewicht im Ø	selbst gewogen	1 EL, gestr. Gewicht im Ø	selbst gewogen
Butter, Margarine	5 g		15 g	
Grieß	3 g		12 g	
Haferflocken	3 g		10 g	
Honig, Marmelade	10 g		20 g	
Majonäse	5 g		15 g	
Mehl	3 g		10 g	
Milch	5 g		15 g	
Öl	4 g		10 g	
Quark	15 g		30 g	
Reis, roh	5 g		15 g	

Getränke	Menge im Ø	selbst gemessen
Wasser- oder Saftglas, groß	200 ml	
Wasser- oder Saftglas, klein	125 ml	
Becher	180 ml	
Kaffee- oder Teetasse	125 ml	
Weinglas	125 ml	

Brot	1 Scheibe/Stück Gewicht im Ø	selbst gewogen
Pumpernickel	50 g	
Vollkornbrot	50 g	
Grahambrot	50 g	
Toastbrot	25 g	
Knäckebrot	10 g	
Brötchen	40–50 g	
Zwieback	10 g	
Butterkeks, Kräcker	5 g	

Brotbelag	1 Scheibe/Stück Gewicht im Ø	selbst gewogen
Bierschinken	30 g	
Cornedbeef, deutsch	35 g	
Fleischkäse/Leberkäse	30 g	
Fleischwurst	10 g	
Lachsschinken	10 g	
Salami	5–10 g	
Schinken, gekocht	40 g	
Schmelzkäse	20 g	
Schnittkäse	30 g	
Camembert, 1 Ecke	62 g	
Handkäse, 1 Stück	50 g	
Schmelzkäse, 1 Ecke	25 g	
Ei, 1 Stück	40–60 g	

Einkauf und Zubereitung

Die richtige Auswahl der Lebensmittel beim Einkauf und eine schonende Zubereitung sind Voraussetzung für das Gelingen der Diät. Sie sollten Folgendes wissen:

Brot

Erlaubt ist generell jedes Brot, doch sollten Sie Vollkornbrote bevorzugen. Diese enthalten mehr Mineralstoffe, Vitamine und Ballaststoffe, und sie sättigen besser. Auch abgelagertes Brot sättigt besser und eignet sich gut zum langsamen Essen. Eine gute Alternative zur Brotmahlzeit am Morgen sind Müsli und Breie aus Haferflocken und Vollkorn.

Milch und Milchprodukte

Sie sind wichtig für die Versorgung mit Calcium. Achten Sie beim Einkauf auf den Fettgehalt – er ist jeweils in Prozent Fett in der Trockenmasse (% F.i.Tr.) angegeben. Bevorzugen Sie magere Käsesorten, zum Beispiel mit 30% F.i.Tr. und fettarme Milch und Milchprodukte (mit 1,5% Fett).

Fleisch und Fleischwaren

Die in den Rezepten **angegebene Menge** entspricht jeweils dem **verzehrbaren Anteil in ungegartem Zutand.** Entfernen Sie vor oder nach dem Garen alles sichtbare Fett. Lassen sie sich das Fleisch vom Metzger gleich in der richtigen Größe schneiden und kochen Sie auf Vorrat. Wollen oder können Sie es erst in gegartem Zustand wiegen, gilt folgende Berechnungsgrundlage:

- Kalbfleisch   100 g roh = 75 g gegart
- Leber   100 g roh = 80 g gebraten
- Rindfleisch   100 g roh = 70 g gegart
- Roastbeef, rosa   100 g roh = 80 g gebraten
- Schweinefleisch   100 g roh = 70 g gegart
- Brathuhn   100 g roh = 70 g gebraten

Verwenden Sie für die Zubereitung des Fleisches nur die im Plan angegebene Fettmenge, dann können Sie den Bratenfond oder die Soße auch mitverzehren. Steht laut Plan kein Fett zur Verfügung, garen Sie das Fleisch in einer Folie, in einer kunststoffbeschichteten Pfanne oder im Grill.

Für den Einkauf von Wurst und Fleischwaren ist zu beachten, dass der Fettgehalt und damit der Energiegehalt in den einzelnen Sorten sehr stark schwankt. Dies spiegelt sich auch in den unterschiedlichen Portionsgrößen der Austauschlisten wider. Je niedriger der Fettgehalt, desto mehr dürfen Sie davon essen. Es empfiehlt sich also, fettarme Wurstsorten zu bevorzugen.

Koch- und Streichfette

Geeignet sind Butter, Margarine, Öle, Back- und Bratfette in der angegebenen Menge. Wiegen oder messen Sie Ihre Portion genau ab, denn ein Teelöffel Fett bringt schon etwa 40 kcal. Bevorzugen Sie Margarine- und Ölsorten mit einem hohen Gehalt an mehrfach ungesättigten Fettsäuren.

Wollen sie Halbfettbutter oder Halbfettmargarine verwenden, denken Sie daran, dass dies Streichfette sind, die sich nicht zum Braten, Backen und Kochen eignen.

Fisch und Fischwaren

Wählen Sie fettarme Fischarten, wie Kabeljau, Rotbarsch, Seelachs, Schellfisch oder Forelle, so steht Ihnen eine größere Portion zur Verfügung. Ebenso verhält es sich beim Vergleich von geräucherten Seefischen mit Heringsmarinaden. Bevorzugen Sie Seefisch, er ist reich an Jod.

Vermeiden Sie panierte Fischgerichte, denn die Panade nimmt beim Braten sehr viel Fett auf. Fisch als Filet, Schwanzstück oder als ganzer Fisch lässt sich fettarm und wohlschmeckend auf einem Gemüsebett in der Folie, auf einem Dämpfeinsatz oder in der Backröhre garen.

Stärkehaltige Beilagen

Bevorzugen Sie Vollkornprodukte wie Naturreis und Vollkornnudeln, sie versorgen Sie mit wichtigen Vitaminen und Ballaststoffen. Die **angegebenen Mengen** beziehen sich auf das **Rohgewicht**. Wollen Sie diese Lebensmittel erst in gegartem Zustand wiegen, nehmen Sie die zweieinhalb- bis dreifache Menge.

So ergeben beispielsweise:
- Reis   30 g roh = 90 g gegart
         45 g roh = 135 g gegart
- Teigwaren   30 g roh = 90 g gegart
         45 g roh = 135 g gegart
- Vollkorngetreide 30 g roh = 90 g gegart
         45 g roh = 135 g gegart

Kartoffeln behalten beim Garen ihr Gewicht, doch muss man wissen, dass beim Schälen etwa 30% als Küchenabfall wegfallen.
So entsprechen beispielsweise
- Salzkartoffeln   125 g geschält = 165 g ungeschält
             150 g geschält = 200 g ungeschält
- Pellkartoffeln   125 g gepellt = 140 g ungepellt
             150 g gepellt = 165 g ungepellt

Gemüse und Salate
Diese eignen sich gut als Magenfüller und vertreiben den Hunger. Zugleich versorgen sie uns mit Mineralstoffen, Vitaminen und Ballaststoffen. Da die einzelnen Mineralstoffe wie Eisen, Calcium, Kalium usw. und die Vitamine A, B1, B2 und C in den verschiedenen Gemüsesorten in sehr unterschiedlicher Menge enthalten sind, sollten Sie Ihre Mahlzeiten abwechslungsreich zusammenstellen.

Die in den Rezepten und im Diätplan **angegebenen Mengen** beziehen sich auf **rohes, geputztes oder geschältes Gemüse bzw. Kartoffeln.** Zur Erleichterung des Einkaufs finden sie in der folgenden Aufstellung die durchschnittliche Höhe des Küchenabfalls.

Bereiten Sie das Gemüse stets im geschlossenen Topf mit wenig Wasser in so kurzer Zeit wie möglich zu. Dämpfen und Dünsten sind schonende Zubereitungsarten bei denen die wertvollen Inhaltsstoffe und die Geschmacksstoffe weitgehend erhalten bleiben. Essen Sie täglich eine Portion der angegebenen Gemüsemenge als Frischkost, die Rezepte auf Seite 47 helfen Ihnen die richtige Auswahl zu treffen.

TABELLE 4: VERWERTBARER ANTEIL BEI GEMÜSE

Gemüsesorte	Küchenabfall (Durchschnittswerte)	Für 100 g essbaren Anteil müssen Sie somit einkaufen
Blumenkohl	40%	= etwa 165 g
Bohnen, grün	5%	= etwa 110 g
Schikoree	10%	= etwa 110 g
Chinakohl	20%	= etwa 120 g
Endiviensalat	25%	= etwa 130 g
Gurken	25%	= etwa 130 g
Kohlrabi	35%	= etwa 150 g
Kopfsalat	30%	= etwa 145 g
Möhren, Karotten	20%	= etwa 125 g
Paprika	25%	= etwa 130 g
Porree (Lauch)	40%	= etwa 165 g
Rosenkohl	20%	= etwa 125 g
Rotkohl	20%	= etwa 125 g
Tomaten	5%	= etwa 105 g
Weißkohl	20%	= etwa 125 g

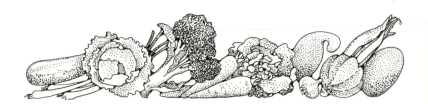

Obst

Dies ist in der Diät in ausreichender Menge enthalten. Essen Sie bitte nicht mehr, als in Ihrem Plan angegeben. Die im Plan **angegebenen Mengen** beziehen sich auf den **verzehrbaren Anteil.** Wiegen Sie also das Obst erst in geschälter, entkernter oder entstielter Form.

Sollte dies nicht möglich sein, können Sie aus der folgenden Übersicht den durchschnittlichen Küchenabfall ermitteln und daraus die für Sie erlaubte Menge als Rohware berechnen, also in der Form, wie Sie das Obst auf dem Markt oder im Geschäft einkaufen oder selbst ernten.

TABELLE 5: VERWERTBARER ANTEIL BEI OBST

Obstart	Küchenabfall (Durchschnittswerte)	Für 100 g essbaren Anteil müssen Sie somit einkaufen
Ananas	45%	= etwa 180 g
Apfel (entkernen)	8%	= etwa 110 g
Apfel schälen und entkernen)	25%	= etwa 135 g
Aprikosen	10%	= etwa 110 g
Bananen	30%	= etwa 110 g
Birnen (entkernen)	5%	= etwa 110 g
Erdbeeren	3%	= etwa 105 g
Grapefruit	30%	= etwa 140 g
Johannisbeeren	2%	= etwa 105 g
Kirschen	10%	= etwa 115 g
Mandarinen	35%	= etwa 150 g
Orangen	30%	= etwa 140 g
Pfirsich	10%	= etwa 110 g
Pflaume	5%	= etwa 105 g
Wassermelonen	55%	= etwa 220 g
Weintrauben	5%	= etwa 105 g

Gewürze, Küchenkräuter und Kochsalz

Erlaubt und geeignet sind alle frischen, gefrorenen und getrockneten Küchenkräuter und alle Gewürze. Denken Sie aber daran: Scharf gewürzte Speisen regen den Appetit an! Auch Kochsalz ist erlaubt, Sie sollten es aber sparsam verwenden, da das Salz (Natrium) im Körper Wasser bindet! Die folgende Darstellung bringt Ihnen in Erinnerung, was es alles an Kräutern und Gewürzen gibt und hilft, Ihnen das Kochsalz einzusparen.

Erlaubt sind Gewürze aller Art: z.b. Cayennepfeffer, Curry, Ingwer, Kümmel, Muskat, Paprika, Pfeffer, Vanilleschote, Zimt
Erlaubt sind Kräuter aller Art (frisch, getrocknet, tiefgefroren): z.b. Basilikum, Dill, Kerbel, Kresse, Majoran, Oregano, Petersilie, Rosmarin, Schnittlauch

Zucker/Süßungsmittel

Zucker ist während der Diät nicht erlaubt. Zum Süßen eignen sich Süßstoffe wie Saccharin, Cyclamat, Acesulfam K und Aspartam, die in Tablettenform, flüssig und in Pulverform angeboten werden.

Zuckeraustauschstoffe wie Sorbit, Fructose (Fruchtzucker) oder Xylit enthalten ebenso viel Energie wie Zucker und werden deshalb in unserer Diät nicht verwendet.

Getränke

Während einer Reduktionsdiät muss man mehr als üblich trinken; eineinhalb bis zwei Liter täglich sind zu empfehlen.

Geeignet sind Mineralwasser, kalorienfreie und kalorienarme Getränke (= weniger als 5 kcal auf 100 ml), alle Teesorten und Kaffee.

Auf Alkohol sollten Sie während der Kur verzichten. Alkoholische Getränke liefern zusätzliche Energie.

Die kleinen „Extras"

Mit kleinen „Extras" dürfen Sie Ihre Mahlzeiten und Getränke ergänzen und abwechslungsreicher gestalten, beachten Sie aber bitte, dass die angegebenen Mengen Höchstwerte darstellen.

Sie können zum Beispiel mit etwas saurer Sahne Ihren Bratensaft oder Ihr Ragout verfeinern, Tomatenmark oder Senf unter Ihre Käse- oder

Wurstscheibe streichen oder auch unter Ihre Marmelade etwas saure Sahne geben. Denken Sie jedoch immer daran, dass Sie nur einmal am Tag diese kleinen Extras verzehren dürfen, sonst kommt Ihr Schlankheitsplan durcheinander.

TABELLE 6: KLEINE „EXTRAS"

Lebensmittel	täglich nicht mehr als
Gelatine	3 Blatt
Geleespeise ohne Zucker	200 ml
Gewürzgurke	1 Stück
Kakaopulver ohne Zucker	1 TL
Käse, gerieben	1 TL
Kleie (oder im Austausch gegen ½ Scheibe Brot = 3 EL)	1 EL
Knoblauch	„Freunde fragen"
Kondensmilch, 2–5% Fett	2 EL
Kondensmilch, 7–10% Fett	2 TL
Meerrettich, frisch gerieben	1 EL
Saure Sahne	1 EL
Senf	1 EL
Sojasoße	1 EL
Tomatenketschup	1 TL
Tomatenmark	1 TL
Zitronensaft	3 EL
Zwiebel, fein gewürfelt	3 EL

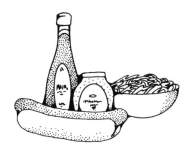

Wege zur Gewichtsreduktion – die Baukästen

Frühstück

Dieses Frühstück liefert Ihnen durchschnittlich 300 kcal, 14 g Eiweiß, 9 g Fett und 45 g Kohlenhydrate (Frauen) bzw. 370 kcal, 18 g Eiweiß, 12 g Fett und 50 g Kohlenhydrate (Männer). Wählen Sie aus jeder Gruppe einen Baustein.

LEBENSMITTELGRUPPE 1

	F	M	
Vollkornbrot	75 g	75 g	1½ Scheibe
Roggenbrot	75 g	75 g	1½ Scheibe
Grahambrot	75 g	75 g	1½ Scheibe
Mischbrot	75 g	75 g	1½ Scheibe
Brötchen	75 g	75 g	1½ Stück
Knäckebrot	40 g	40 g	4 Scheiben
Haferflocken	40 g	40 g	4 EL
Vollkornschrot	45 g	45 g	3 EL
Müslimischung	30 g	30 g	2 EL
Cornflakes	35 g	35 g	7 EL

LEBENSMITTELGRUPPE 2

	F	M
Schnittkäse, 30% F.i.Tr.	30 g	45 g
(Edamer, Gouda, Tilsiter)		
Weichkäse, 30% F.i.Tr.	40 g	50 g
(Camembert, Schmelzkäse)		
Harzer Käse	50 g	75 g
Körniger Frischkäse	50 g	75 g
+ Butter	5 g	7 g
Magerquark	50 g	75 g
+ Butter	5 g	7 g
Eier	1 St.	1 St.
Geflügelwurst	30 g	45 g
Schinken, ohne Fettrand	30 g	45 g
Milch, 1,5% F.	200 ml	300 ml
Jogurt, Dickmilch, 1,5% F.	150 g	200 g

LEBENSMITTELGRUPPE 3

	F	M
Salatgurke	75 g	75 g
+ Marmelade	1 TL	1½ TL
Tomate	75 g	75 g
+ Marmelade	1 TL	1½ TL
Radieschen	75 g	75 g
+ Marmelade	1 TL	1½ TL
Paprikaschote	75 g	75 g
+ Marmelade	1 TL	1½ TL
Obst (z.B. Apfel)	100 g	125 g
Obst (z.B. Orange)	100 g	125 g
Trockenobst	30 g	40 g
Gemüsesaft	100 ml	25 ml

LEBENSMITTELGRUPPE 4

Kaffee, Kräuter- oder Früchtetee,
schwarzer Tee   keine Mengenbegrenzung

Beispiele für das Frühstück

Wählen Sie aus jeder Lebensmittelgruppe einen Baustein aus, und gestalten Sie damit Ihr Frühstück. Sie dürfen auch jeweils zwei halbe Bausteine aus einer Lebensmittelgruppe entnehmen. Auf keinen Fall dürfen Sie aus einer Gruppe zwei Bausteine nehmen, dafür aus einer anderen Gruppe keinen Baustein. Sie können mit diesen Bausteinen auch sehr gut ein Müsli zubereiten.

1. Vorschlag: Brötchen und ½ Scheibe Vollkornbrot mit Quark und Marmelade bzw. Butter und Radieschen
Das Brötchen mit dem Quark und der Marmelade bestreichen. Das Vollkornbrot mit der Butter bestreichen und mit den Radieschenscheiben belegen.

2. Vorschlag: Cornflakes mit frischer Milch und Orange
Die Cornflakes mit Milch übergießen, die Orange klein schneiden und dazugeben.

3. Vorschlag: Vollkornmüsli
Das Vollkornschrot mit dem Trockenobst mischen, mit der Milch übergießen und über Nacht im Kühlschrank quellen lassen. (Beim Essen gut kauen.)

4. Vorschlag: Roggenbrot mit Tomatenrührei
Die Tomaten achteln, in einer beschichteten Pfanne dünsten, das Ei verquirlen, über die Tomaten geben und unter Rühren stocken lassen. Das Rührei auf eine Scheibe Brot geben. Die halbe Scheibe mit der Marmelade bestreichen.

Zwischenmahlzeiten

Nehmen Sie zwei Zwischenmahlzeiten zu sich, eine vormittags und eine nachmittags. Sie liefern Ihnen jeweils durchschnittlich 130 kcal, 5 g Eiweiß, 2 g Fett und 20 g Kohlenhydrate (Frauen) bzw. 170 kcal, 7 g Eiweiß, 3 g Fett und 30 g Kohlenhydrate (Männer). Nehmen Sie aus jeder Gruppe einen Baustein.

LEBENSMITTELGRUPPE 1

	F	M	
Apfel	150 g	200 g	1½ St.
Birne	150 g	200 g	1½ St.
Mandarine	150 g	200 g	
Orange	150 g	200 g	
Pfirsich/Nektarine	150 g	200 g	
Ananas	150 g	200 g	
Kirschen	125 g	175 g	
Pflaumen	125 g	175 g	
Weintrauben	125 g	175 g	
Grapefruit	175 g	200 g	
Erdbeeren	175 g	200 g	
Kiwi	175 g	200 g	
Honigmelone	200 g	250 g	
Wassermelone	250 g	300 g	
Gemüse	75 g	75 g	
+ Knäckebrot	15 g	30 g	
Gemüse	75 g	75 g	
+ Roggenbrötchen	25 g	50 g	
Cornflakes	20 g	30 g	⅘ EL
Haferflocken	20 g	30 g	⅔ EL
Vollkornkekse	15 g	30 g	2–3/4–5 St.
Knäckebrot	15 g	30 g	1½/3 Sch.

LEBENSMITTELGRUPPE 2

	F	M	
Milch, 1,5% F.	150 ml	150 ml	1 Tasse
Jogurt, 1,5% F.	150 g	150 g	1 Becher
Buttermilch	200 ml	200 ml	1 Glas
Jogurt, 1,5% F. mit Früchten	100 g	100 g	
Magerquark	75 g	75 g	
Schnittkäse, 30% F.i.Tr.	30 g	30 g	
Weichkäse, 30% F.i.Tr.	40 g	40 g	
Doppelrahmfrischkäse	20 g	20 g	

LEBENSMITTELGRUPPE 3

Früchtetee, Kräutertee, Kaffee, schwarzer Tee, klare Fleischbrühe	keine Mengenbegrenzung

Beispiele für die Zwischenmahlzeiten

Wählen Sie aus jeder Lebensmittelgruppe einen Baustein aus, und gestalten Sie damit Ihre Zwischenmahlzeiten. Sie dürfen auch jeweils zwei halbe Bausteine aus einer Lebensmittelgruppe nehmen. Auf keinen Fall dürfen Sie aus einer Gruppe zwei Bausteine nehmen, dafür aus einer anderen Gruppe keinen Baustein. Die Getränke wurden bei den folgenden Beispielen nicht mehr extra aufgeführt. Was Sie trinken dürfen, entnehmen Sie bitte der Gruppe 3.

1. Vorschlag: Zimtjogurt mit Cornflakes
Den Jogurt mit Zimt und Süßstoff abschmecken, die Cornflakes unterrühren.

2. Vorschlag: Gefüllte Tomate
Die Tomate aushöhlen. Den Quark mit etwas Wasser glatt rühren und mit fein gehackten Kräutern mischen, in die Tomate füllen. Dazu Knäckebrot essen.

Mittagessen

Das Mittagessen liefert Ihnen 350 kcal, 22 g Eiweiß, 19 g Fett und 25 g Kohlenhydrate (Frauen) bzw. 415 kcal, 28 g Eiweiß, 22 g Fett und 30 g Kohlenhydrate (Männer). Gestalten Sie diese Mahlzeit so abwechslungsreich wie möglich. Nehmen Sie aus jeder Gruppe einen Baustein.

LEBENSMITTELGRUPPE 1

	F	M
Geflügelfleisch, roh	100 g	125 g
Fleisch, roh (Kalb, Rind, Schwein, Wild)	100 g	125 g
Fleisch, gegart	70 g	90 g
Kalb-/Schweineleber	100 g	125 g
Rinderhack	75 g	100 g
Seefisch, fettarm	150 g	175 g
Fischmarinaden	75 g	100 g
Eier	2 St.	2 St.
Hülsenfrüchte	70 g	100 g
Magerquark	150 g	200 g
+ Butter	5 g	10 g
Schnittkäse, 30% F.i.Tr.	50 g	60 g
Milch, 1,5% F.	300 ml	400 ml
Schinken, ohne Fettrand	50 g	60 g

LEBENSMITTELGRUPPE 2

	F	M
Kartoffeln	125 g	150 g
Naturreis, roh	30 g	45 g
Vollkornnudeln, roh	30 g	45 g

LEBENSMITTELGRUPPE 2

	F	M	
Vollkorngetreide, roh (Hirse, Grünkern, Roggen, Weizen)	30 g	45 g	
Brot	50 g	75 g	1½ Sch.

LEBENSMITTELGRUPPE 3

	F	M
Gemüse z.b. Champignons	200 g	250 g
Gemüse z.b. Blumenkohl	200 g	250 g
Gemüse	150 g	200 g
+ Blattsalat	50 g	50 g
Erbsen, grün	100 g	100 g
Mais	100 g	100 g

LEBENSMITTELGRUPPE 4

	F	M	
Butter/Margarine	5 g	5 g	1 TL
Majonäse	5 g	5 g	1 TL
Öl	5 g	5 g	1 TL
Saure Sahne, 10% F	30 g	30 g	2 EL
Schlagsahne, 30% F.	15 g	15 g	1 EL
Speck, durchwachsen	7 g	7 g	
Salatsoßen	50 g	50 g	2 EL
Jogurt, 1,5% F.	100 g	125 g	

LEBENSMITTELGRUPPE 5

Mineralwasser, Limonade (kalorien-reduziert), klare Fleisch- oder Gemüsebrühe	keine Mengenbegrenzung

Beispiele für das Mittagessen

Wählen Sie aus jeder Lebensmittelgruppe einen Baustein aus, und gestalten Sie damit Ihr Mittagessen, Sie dürfen auch jeweils zwei halbe Bausteine aus einer Lebensmittelgruppe nehmen. Auf keinen Fall dürfen Sie aus einer Gruppe zwei Bausteine nehmen, dafür aus einer anderen Gruppe keinen Baustein. Die Getränke wurden bei den folgenden Beispielen nicht mehr extra aufgeführt. Was Sie trinken dürfen entnehmen Sie bitte der Lebensmittelgruppe 5.

1. Vorschlag: Kalbsgeschnetzeltes mit Vollkornnudeln und Tomatensalat
Das Kalbfleisch in dünne Streifen schneiden, im heißen Öl anbraten, salzen, pfeffern. 50 g Champignons und 50 g in Scheiben geschnittene Zwiebeln dazugeben und mitdünsten. Die Vollkornnudeln in Salzwasser garen. Tomaten in Scheiben schneiden und mit Salz und Pfeffer würzen.

2. Vorschlag: Fisch in der Folie mit Blattspinat und Salzkartoffeln
50 g Wurzelgemüse würfeln, in die Bratfolie geben, darauf den Fisch legen und im heißen Ofen auf 200 °C etwa 30 Minuten garen. Den Blattspinat in etwas Butter dünsten, mit den in Salzwasser gegarten Kartoffeln und dem Fisch servieren.

3. Vorschlag: Kartoffelgratin mit Feldsalat
Die Kartoffeln in Salzwasser garen und in Scheiben schneiden. Zusammen mit 25 g Schinken und den Tomaten in eine Auflaufform schichten. Den Käse reiben, mit dem Jogurt verrühren und über den Auflauf geben. Mit Salz und Pfeffer würzen. Im vorgeheizten Backofen bei 200 °C 10 Minuten überbacken. Den Feldsalat mit etwas Zitronensaft, Salz und Pfeffer würzen.

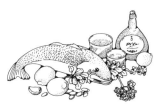

Abendessen

Das Abendessen liefert Ihnen 290 kcal, 14 g Eiweiß, 8 g Fett und 35 g Kohlenhydrate (Frauen) bzw. 375 kcal, 20 g Eiweiß, 10 g Fett und 45 g Kohlenhydrate (Männer). Nehmen Sie aus jeder Gruppe einen Baustein.

LEBENSMITTELGRUPPE 1

	F	M	
Vollkornbrot	75 g	100 g	1½/2 Sch.
Grahambrot	75 g	100 g	1½/2 Sch.
Roggenbrot	75 g	100 g	1½/2 Sch.
Mischbrot	75 g	100 g	1½/2 Sch.
Brötchen	75 g	100 g	1½/2 St.
Knäckebrot	40 g	60 g	4/6 Sch.
Naturreis	45 g	60 g	¾ EL
Vollkornnudeln	45 g	60 g	
Vollkorngetreide (Hirse, Grünkern, Roggen, Weizen)	45 g	60 g	
Kartoffeln, geschält	150 g	175 g	

LEBENSMITTELGRUPPE 2

	F	M
Wurst, fettarm (Bierschinken, Geflügel-/Weißwurst)	40 g	45 g
Braten	30 g	45 g
Cornedbeef	50 g	75 g
Huhn/Pute in Aspik	60 g	75 g
Roher Schinken (ohne Fettrand)	30 g	45 g
Tatar	40 g	50 g
Schnittkäse, 30% F.i.Tr.	30 g	45 g
Weichkäse, 30% F.i.Tr.	40 g	50 g

LEBENSMITTELGRUPPE 2

	F	M
Harzer Käse	50 g	75 g
Magerquark	75 g	100 g
+ Butter/Öl	5 g	5 g

LEBENSMITTELGRUPPE 3

	F	M
Eier	1 St.	1 St.
Jogurt, 1,5% F.	150 g	200 g
Krabben	70 g	100 g
Räucherfisch, mager (Seelachs, Schellfisch)	50 g	75 g
Obst z.b. Apfel	100 g	100 g
Fertigsalate	75 g	75 g
Gemüse z.b. Salatgurke	100 g	100 g
Gemüse z.b. Möhren und Erbsen	100 g	100 g
Gemüse z. B. Chinakohl	100 g	100 g

LEBENSMITTELGRUPPE 4

	F	M	
Butter/Margarine	5 g	5 g	1 TL
Majonäse	5 g	5 g	1 TL
Öl	5 g	5 g	1 TL
Margarine, halbfett	10 g	10 g	2 TL
Saure Sahne, 10% F.	30 g	30 g	2 EL
Sahne, 30% F.	15 g	15 g	1 EL
Salatsoßen (Rezepte siehe Seite 48 f.)	50 g	50 g	2 EL

LEBENSMITTELGRUPPE 5

Tee, Mineralwasser, Limonade,
kalorienreduziert, klare Fleischbrühe,
Gemüsebrühe   keine Mengenbegrenzung

Beispiele für das Abendessen

Wählen Sie aus jeder Lebensmittelgruppe einen Baustein aus, und gestalten Sie damit Ihr Abendessen. Sie dürfen auch jeweils zwei halbe Bausteine aus einer Lebensmittelgruppe nehmen. Die Getränke wurden bei den folgenden Beispielen nicht mehr extra aufgeführt. Was Sie trinken dürfen entnehmen Sie bitte der Lebensmittelgruppe 5.

1. Vorschlag:
Pikantes Toastbrot
Das Grahambrot mit Margarine bestreichen Den Tatar mit Zwiebelwürfeln, Salz, Pfeffer und Senf vermischen und auf dem Brot verteilen, mit Tomatenscheiben belegen und im Ofen 10–15 Minuten bei 200 °C überbacken.

2. Vorschlag:
Backblechkartoffeln mit pikantem Quark
Die Kartoffeln gründlich waschen, halbieren, mit der Schnittfläche auf ein mit Öl bestrichenes Blech setzen, mit Kümmel bestreuen und bei 220 °C im Ofen backen. Den Quark mit wenig Wasser glatt rühren, die Salatgurke grob raspeln und dazugeben. Mit Salz, Pfeffer, gepresstem Knoblauch und saurer Sahne abschmecken.

3. Vorschlag:
Krabbencocktail mit Toast
Die Krabben waschen, mit Ananaswürfeln und einer Salatsoße mischen. Dazu Mischbrot reichen.

Salate und Salatsoßen

In vielen Beispielen für Mittags- oder Abendmahlzeiten werden Salate vorgeschlagen. Sie sind reich an Vitaminen und Ballaststoffen. Hier finden Sie weitere Vorschläge, wie Sie den in den Baukästen angegebenen Gemüseanteil als Salat zubereiten können.

Frischkostsalate

Das frische Gemüse sorgfältig putzen, kurz waschen und, je nach Sorte, fein schneiden oder fein bis grob raspeln und sofort mit einer Salatsoße mischen.

Hier einige Vorschläge, die Ihnen zeigen, welche Soße zu welchem Salat am besten passt:

● Nusssoße zu Blumenkohl, Möhren, Sellerie, auch zu Chinakohl, Sellerie bzw. Spinat mit Möhren;
● Tomatenmajonäse zu Schikoree, Kohlrabi, auch zu Wirsing mit Fenchel;
● Käsesoße zu Chinakohl, auch zu Möhren mit Weißkraut;
● Vinaigrette zu Endivien, Paprikaschoten, Tomaten, auch zu Gurken mit Paprika und Tomaten oder Sauerkraut mit Möhren und Lauch;
● Kräuter-Sahne-Soße zu Rettich, Weißkohl, mit Meerrettich zu Rote Bete, auch zu Schikoree mit Tomate und Wirsing mit Fenchel.

Wenn Sie von den Zwischenmahlzeiten etwas Obst aufheben, können Sie dieses mit dem Gemüse mischen. Für Salate gut geeignet sind Äpfel, Orangen, Mandarinen oder Ananas.

Salate aus gegartem Gemüse

Hierzu frisches Gemüse schonend garen, es sollte jedoch noch bissfest sein. Tiefgefrorenes Gemüse kann man ohne weitere Wärmebehandlung verwenden, ebenso Gemüsekonserven.
Hier einige Vorschläge:

● Nusssoße zu Rote Bete mit Äpfeln und Meerrettich, Sellerie mit Möhren und Äpfeln;
● Tomatenmajonäse zu Blumenkohl, Mais mit Tomaten;
● Vinaigrette zu grünen Bohnen mit Zwiebeln, Paprika mit grünen Bohnen und Tomaten, Mais mit Paprika;
Kräuter-Sahne-Soße zu Blumenkohl, grünen Erbsen mit Möhren, Blumenkohl mit Paprika.

Salatsoßen

Diese Salatsoßen können auf Vorrat hergestellt werden. In verschlossenen Gläsern oder Tiefkühlbehältern aufbewahrt halten sie sich im Kühlschrank ein bis zwei Wochen. Die angegebene Menge reicht für 6 Portionen aus. 1 Portion = 2 EL.

Kräuter-Sahne-Soße

150 g Jogurt, 15% F.
150 g saure Sahne, 10% F.
4 TL Öl
1 EL Essig oder Zitronensaft
Salz, Pfeffer
2 EL frische, gehackte Kräuter

Den Jogurt mit der sauren Sahne, dem Öl und dem Essig gut verschlagen und mit Salz, Pfeffer und den Kräutern pikant abschmecken.

1 Portion = 2 EL (50 g)

Tomatenmajonäse

2 EL Majonnäse 50% F.
150 g Jogurt, 1,5% F.
1 EL Tomatenmark
2 EL Tomatensaft
½ TL Zwiebel- und Knoblauchsalz
Paprikapulver

Alle Zutaten mit einem Schneebesen gut verrühren.

1 Portion = 2 EL (40 g)

Vinaigrette

6 EL Weinessig
3 EL Wasser
6 TL Öl
2 EL Zwiebelwürfel
1 EL frische, gehackte oder
getrocknete Kräuter
Salz und Pfeffer

Alle Zutaten gut miteinander
mischen.

1 Portion = 2 EL (25 g)

Käsesoße

100 g Edelpilzkäse
150 ml Milch, 1,5% F.
150 g Jogurt, 1,5% F.
1–2 EL Weinessig

Den Käse zusammen mit der
Milch bei schwacher Hitze
schmelzen. Den Jogurt dazugeben, mit dem Weinessig
abschmecken.

1 Portion = 2 EL (75 g)

Nusssoße

150 g Jogurt, 1,5% F.
150 g saure Sahne, 10% F.
75 g Haselnüsse, grob gehackt
1–2 EL Zitronensaft
etwas Salz

Alle Zutaten mit einem Schneebesen gut verrühren.

1 Portion = 2 EL (60 g)

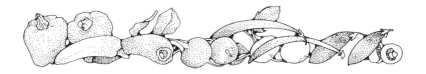

Rezepte

Aus 1 mach 4: Das erste Rezept ist jeweils – auch mengenmäßig – ein Grundrezept für 4 Portionen, aus dem Sie die weiteren vier Gerichte leicht zubereiten können. Auf diese Weise können Sie teilweise auf Vorrat kochen. Das nach dem Grundrezept zubereitete Gericht hält sich mit Ausnahme der Hackfleischmasse im Kühlschrank drei Tage, im Tiefkühlfach vier Wochen.

Gulaschgerichte

Schweinegulasch

(Grundrezept für 4 Portionen)
400 g (F)/500 g (M) Schweinefleisch (Oberschale)
1 TL Öl
500 g Zwiebeln
1 EL Paprika, edelsüß
½ l Fleischbrühe

1. Das Fleisch in Würfel schneiden und im heißen Öl anbraten. Die Zwiebeln in Würfel schneiden, dazugeben und mitbraten.

2. Das Paprikapulver untermischen, mit der Fleischbrühe auffüllen und in 45 Minuten gar schmoren. (Druckgaren ca. 15 Minuten)

3. Das Gulasch in 4 Portionen teilen und weiterverarbeiten oder aufbewahren.

Ungarisches Gulasch mit Vollkornnudeln und Salat

30 g (F)/45 g (M) Vollkornnudeln
1 Port. Schweinegulasch
1 TL Paprika, edelsüß
1 TL Parmesankäse
75 g Endiviensalat
2 EL Vinaigrette
(Rezept siehe Seite 49)

1. Die Nudeln in Salzwasser gar kochen. Das Schweinegulasch erhitzen, mit dem Paprikapulver mischen, auf den Nudeln anrichten und mit Parmesankäse bestreuen.

2. Den Salat in Streifen schneiden und mit der Vinaigrette anmachen.

Reisfleisch

1 Zwiebel
200 g (1) Paprikaschote
½ TL Öl
30 g (F)/45 g (M) Naturreis
75 ml (F)/100 ml (M) heiße
Fleischbrühe
1 Port. Schweinegulasch
Pfeffer
Salz

1. Die Zwiebel und die Paprika-schote in Würfel schneiden und im heißen Öl andünsten.

2. Den Naturreis dazugeben und weiterdünsten, mit der Fleisch-brühe aufgießen und den Reis ausquellen lassen.

3. Das Schweinegulasch erwär-men, untermischen und mit Pfef-fer und Salz pikant abschmecken.

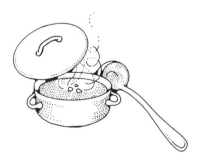

Szekler Gulasch mit Kartoffelpüree

200 g Sauerkraut
1 Zwiebel
½ TL Öl
Kümmel
1 TL Paprika, edelsüß
1 TL Tomatenmark
1 Port. Schweinegulasch
2 EL Jogurt, 1,5% F.
125 g (F)/150 g (M) Kartoffeln
3 EL(F)/5 EL(M) heiße Milch

1. Das Sauerkraut und die gewür-felte Zwiebel im heißen Öl anbra-ten, mit Kümmel und Paprika bestreuen, das Tomatenmark dazugeben und im geschlossenen Topf 15 Minuten dünsten.

2. Das Gulasch untermischen und weitere 10 Minuten schmo-ren lassen. Nach dem Anrichten den Jogurt in die Mitte geben.

3. Die Kartoffeln in Salzwasser garen, pürieren oder mit einer Gabel zerquetschen und mit der Milch glatt rühren.

Süßsaures Schweinefleisch mit Reis und Blumenkohl

2 EL Wasser
1 TL Essig
Sojasoße
Ingwerpulver
Süßstoff
75 g Kürbis (oder Zucchini)
75 g Möhren
1 Port. Schweinegulasch
30 g (F)/45 g (M) Naturreis
200 g Blumenkohl

1. Das Wasser mit dem Essig, der Sojasoße, dem Ingwerpulver und dem Süßstoff erhitzen, den klein geschnittenen Kürbis und die gewürfelten Möhren dazugeben und gar ziehen lassen.

2. Das Schweinegulasch untermischen. Den Naturreis in Salzwasser ausquellen lassen. Den Blumenkohl in Röschen teilen und in Salzwasser gar dämpfen.

3. Das Fleisch mit dem Reis und dem Blumenkohl servieren.

Rindfleischgerichte

Gekochtes Rindfleisch

(Grundrezept für 4 Portionen)
400 g (F)/500 g (M) Rindfleisch
(Beinscheibe, Querrippe oder Nacken)
1 Bund Suppengrün
1 Zwiebel
1 Lorbeerblatt

1. Das Rindfleisch, wie gewachsen, zusammen mit dem geputzten Suppengrün, der halbierten Zwiebel und dem Lorbeerblatt in 1 l kochendem Salzwasser 90 Minuten garen. (Druckgaren ca. 20 Minuten)

2. Das gekochte Rindfleisch in 4 Portionen teilen, sichtbares Fett abschneiden und die Fleischportionen zusammen mit der Brühe weiterverabeiten oder aufbewahren.

Tellerfleisch mit Bouillonkartoffeln

1 Möhre
1 Stange Lauch
1 St. Sellerie
125 g (F)/150 g (M) Kartoffeln
1 TL Öl
¼ l heiße Fleischbrühe
1 Port. gekochtes Rindfleisch

1. Das Gemüse und die Kartoffeln in Würfel schneiden und in einem geschlossenen Topf im heißen Öl andünsten.

2. Die Fleischbrühe aufgießen und das Gemüse so lange garen, bis es weich ist, mit dem heißen Rindfleisch anrichten.

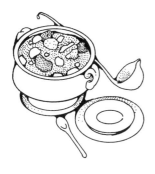

Gekochtes Rindfleisch in Kräutermarinade

½ Bund frische Kräuter
3 EL Fleischbrühe
1 TL Essig
1 Port. gekochtes Rindfleisch
125 g (F)/150 g (M) kleine Kartoffeln
75 g Feldsalat
2 EL Kräuter-Sahne-Soße
(Rezept siehe Seite 48)

1. Die Kräuter fein hacken, mit der Fleischbrühe und dem Essig mischen und über das Fleisch geben, 30 Minuten durchziehen lassen.

2. Die Kartoffeln in der Schale garen, pellen, halbieren und in einer beschichteten Pfanne rösten.

3. Den Feldsalat waschen und mit der Soße mischen.

Bohnen-Tomaten-Eintopf

1 Zwiebel
150 g (F)/200 g (M) grüne Bohnen
50 g (F)/75 g (M) Tomaten
1 TL Öl
¼ l Fleischbrühe
125 g (F)/150 g (M) Kartoffeln
1 Port. gekochtes Rindfleisch
Basilikum
Paprika, Salz

1. Die Zwiebel in Würfel schneiden, mit den Bohnen und den Tomaten im heißen Öl andünsten, mit der Fleischbrühe auffüllen.

2. Die Kartoffeln in Würfel schneiden, dazugeben und bei geringer Wärmezufuhr fertig garen. Das Rindfleisch in Würfel schneiden und im Eintopf erwärmen. Mit den Gewürzen abschmecken.

Wirsingeintopf

1 Zwiebel
1 TL Öl
200 g (F)/250 g (M) Wirsing
125 g (F)/150 g (M) Kartoffeln
¼ l heiße Fleischbrühe
1 Port. gekochtes Rindfleisch
Salz, Pfeffer

1. Die Zwiebel in Würfel schneiden und im heißen Öl andünsten. Den Wirsing waschen, grob schneiden und dazu geben. Die Kartoffeln schälen, in Würfel schneiden und mit dem Wirsing zu den Zwiebeln geben.

2. Die Fleischbrühe angießen und bei geringer Wärmezufuhr fertig garen. Das Rindfleisch in Würfel schneiden und im Eintopf erwärmen. Mit Salz und Pfeffer abschmecken.

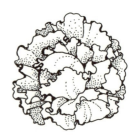

Hackfleischgerichte

Die rohe Hackfleischmasse sollten Sie gleich weiterverarbeiten oder im Tiefkühlfach (nicht länger als 2 Wochen) aufbewahren.

Hackfleischmasse

(Grundrezept für 4 Portionen)
300 g (F)/400 g (M) Rinderhack
1 Ei
1 Brötchen
1 Zwiebel
Salz, Pfeffer, Majoran

1. Das Rinderhack mit dem Ei und dem in Wasser eingeweichten und gut ausgedrückten Brötchen mischen.

2. Die Zwiebel in Würfel schneiden, mit der Masse gründlich vermengen und mit den Gewürzen abschmecken.

3. Die Masse in 4 Portionen teilen, sofort weiterverarbeiten und erst dann aufbewahren.

Gefüllte Paprikaschote mit Reis und Tomate

150 g Paprikaschote
1 Port. Hackfleischmasse
1 TL Öl
⅛ l Fleischbrühe oder Tomatensaft
30 g (F)/45 g (M) Naturreis
75 ml (F)/100 ml (M) Gemüse- oder Fleischbrühe
1 Tomate
Salz, Pfeffer

1. Die Paprikaschote aushöhlen, mit der Hackfleischmasse füllen und im heißen Öl anbraten. Die Fleischbrühe oder den Tomatensaft angießen und bei geringer Hitze etwa 30 Minuten garen. Sofern dieses Gericht nicht sofort verwendet wird, abkühlen lassen und aufbewahren.

2. Den Naturreis in der Gemüse- oder Fleischbrühe ausquellen lassen, mit der erwärmten Paprikaschote und der in Scheiben geschnittenen und gewürzten Tomate servieren.

Rinderklößchen in Tomatensoße mit grünen Bohnen

1 Port. Hackfleischmasse
Salz
1 TL Mehl
1 TL Tomatenmark
125 g (F)/150 g (M) Kartoffeln
200 g grüne Bohnen
Bohnenkraut
1 TL Öl

1. Aus der Hackfleischmasse 3 Klößchen formen und in heißem Salzwasser in etwa 10–15 Minuten gar ziehen lassen. Sofern die Klößchen nicht sofort verwendet werden, zusammen mit der Garflüssigkeit aufbewahren.

2. Das Mehl mit etwas Wasser anrühren, mit dem Tomatenmark in die kochende Klößchenbrühe geben, gut durchkochen und abschmecken.

3. Die Kartoffeln garen. Die Bohnen mit dem Bohnenkraut im heißen Öl andünsten, wenig Wasser angießen und fertig garen.

Beefsteak mit Möhren- und Erbsengemüse

1 Port. Hackfleischmasse
1 Zwiebel
125 g (F)/150 g (M) Kartoffeln
3 EL (F)/4 EL (M) heiße Milch
Salz, Pfeffer, Muskat
100 g Möhren
100 g grüne Erbsen (frisch oder TK-Produkt)
1 TL Öl
Petersilie

1. Die Hackfleischmasse zu einem Steak formen, die Zwiebel in Ringe schneiden und zusammen in einer beschichteten Pfanne von beiden Seiten durchbraten. Das Steak, sofern es nicht sofort verwendet wird, abkühlen lassen, verpacken.

2. Die Kartoffeln garen, pürieren, die Milch unterrühren und würzen. Die Möhren in Würfel schneiden, mit den Erbsen im heißen Öl andünsten, wenig Salzwasser angießen und garen. Mit frisch gehackter Petersilie bestreut anrichten.

Gemüseeintopf mit Hackfleischklößchen

1 Port. Hackfleischmasse
Salz
1 Stange Lauch
1 Möhre
¼ Blumenkohl
1 TL Öl
30 g (F)/45 g (M) Naturreis
Kräuter

1. Aus der Hackfleischmasse 3 Klößchen formen und in heißem Salzwasser etwa 10–15 Minuten gar ziehen lassen. Sofern die Klößchen nicht sofort verwendet werden, zusammen mit der Garflüssigkeit aufbewahren.

2. Das Gemüse in Stücke schneiden, im heißen Öl andünsten, mit der Klößchenbrühe aufgießen. Den Reis dazugeben und ausquellen lassen. Die Klößchen zum Eintopf geben, erwärmen und mit den gehackten Kräutern anrichten.

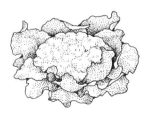

Geflügelgerichte

Brathähnchen

(Grundrezept für 4 Portionen)
1 (750 g) Hähnchen
Salz, Pfeffer
1 Bund Suppengrün (Möhre, Sellerie, Lauch, Petersilie)
1 Tasse Wasser

1. Das Hähnchen würzen, mit dem Suppengrün in einer Bratfolie oder im Bräter etwa 40–60 Minuten durchbraten, den Bratenfond mit dem Wasser ablöschen.

2. Das Hähnchen häuten, entbeinen, in 4 Portionen teilen und mit der entsprechenden Menge Bratenfond weiterverarbeiten oder aufbewahren.

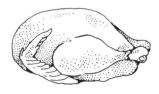

Hühnertopf mit Nudeln

250 ml (F)/300 ml (M) Hühnerbrühe
75 g (F)/100 g (M) Möhren
75 g (F)/100 g (M) Lauch
50 g Sellerie
30 g (F)/45 g (M) Vollkornnudeln
1 Port. Brathähnchen
Petersilie

1. Die Hühnerbrühe erhitzen, das gewürfelte Gemüse in der Hühnerbrühe garen.

2. Die Vollkornnudeln in Salzwasser garen, zusammen mit dem Hähnchen in die Suppe geben, und mit der frisch gehackten Petersilie anrichten.

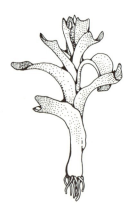

Mexikanisches Hähnchen mit Brötchen

75 g (F)/100 g (M) Paprikaschote
½ Pfefferschote
1 TL Öl
75 g Gemüsemais
50 g (F)/100 g (M) Tomaten
1 Port. Brathähnchen
1 (F)/1½ (M) Brötchen

1. Die Paprikaschote in Streifen schneiden, die Pfefferschote klein schneiden (oder auch ganz lassen, um sie später wieder rauszunehmen), im heißen Öl andünsten. Den Mais und die in Achtel geschnittene Tomate dazugeben.

2. Den Hähnchenfond zum Gemüse geben, das Fleisch erwärmen und mit dem Gemüse und dem Brötchen servieren.

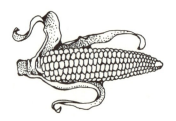

Geflügelsalat mit Toast

1 Port. Brathähnchen
75 g (F)/100 g (M) Blumenkohl
75 g (F)/100 g (M) Champignons
(Dose)
50 g (F)/75 g (M) Ananas
2 EL Tomatenmajonäse (Rezept
siehe S. 48)
25 g (F)/50 g (M) Toastbrot

1. Das Hähnchenfleisch klein schneiden. Den Blumenkohl in etwas Salzwasser garen, mit den Champignons und der klein geschnittenen Ananas mischen.

2. Das Hähnchenfleisch dazugeben und mit der Tomatenmajonäse und dem Bratenfond abschmecken. Mit Toastbrot servieren.

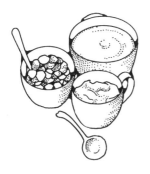

Curryhähnchen mit Reis und Chinakohlsalat

1 Zwiebel
1 TL Butter
1 TL Curry
1 Port. Brathähnchen
1 TL Mehl
30 g (F)/45 g (M) Naturreis
75 g Chinakohl
1 EL Vinaigrette
(Rezept siehe Seite 49)

1. Die Zwiebel würfeln, in der heißen Butter andünsten, den Curry dazugeben und mit dem Hähnchenfond auffüllen.

2. Das Mehl mit etwas kaltem Wasser verrühren, zum Fond geben und durchkochen lassen. Das Hähnchenfleisch in der Soße erwärmen.

3. Den Reis in Salzwasser garen. Den Chinakohl in breite Streifen schneiden, mit der Vinaigrette mischen. Den Reis und den Salat mit dem Hähnchen anrichten.

Fischgerichte

Sie liefern viel wichtiges Jod und sind zugleich besonders fett- und kalorienarm.

Fischfilet auf Gemüsebett in der Folie

100 g Möhren
100 g Lauch
50 g Bleichsellerie
125 g (F)/150 g (M) Kartoffeln
150 g (F)/175 g (M) Schellfisch
Zitronensaft, Salz, einige Zweige Dill
1 TL Butter

1. Das Gemüse würfeln und in eine Bratfolie geben. Den Fisch säubern, säuern, salzen, auf das Gemüse setzen, mit frisch gehacktem Dill bestreuen.

2. Die Butter in Flöckchen darauf verteilen, die Folie sorgfältig schließen und bei 200 °C etwa 30 Minuten garen.

Angelschellfisch mit Senfsoße und Möhrenfrischkost

½ l Wasser
2 EL Essig
1 Zwiebel
Salz, Lorbeerblatt
Pfefferkörner
200 g (F)/250 g (M) Angelschellfisch
1 TL Mehl
Senf
125 g (F)/150 g (M) Kartoffeln
200 g Möhren
2 EL Kräuter-Sahne-Soße
(Rezept siehe Seite 48)

1. Das Wasser mit dem Essig, der geviertelten Zwiebel und den Gewürzen etwa 10 Minuten kochen lassen.

2. Den Fisch im Ganzen im Sud etwa 15 Minuten gar ziehen lassen. ⅛ l Fischsud mit dem in etwas kaltem Wasser angerührten Mehl binden und mit Senf abschmecken. Über den Fisch geben.

3. Die Kartoffeln in Salzwasser garen, die Möhren raspeln, mit der Soße mischen und mit dem Fisch und den Kartoffeln servieren.

Fischgulasch mit Reis

100 g Paprikaschote
50 g Zwiebel
1 TL Öl
100 g Tomate
Salz, Paprika
1 TL Bratensoßenpulver
150 g (F)/175 g (M) Seelachsfilet
30 g (F)/45 g (M) Naturreis
Petersilie

1. Die Paprikaschote und die Zwiebel würfeln, in Öl andünsten. Die Tomate achteln, untermischen, mit Salz und Paprika würzen und mit Soßenpulver binden. Diese Grundsoße sollte relativ dick sein.

2. Das Fischfilet säubern, auf das Gemüse geben, den Topf schließen und 10 Minuten dünsten.

3. Den Reis in Salzwasser garen, das Fischgulasch umrühren, mit frisch gehackter Petersilie bestreuen.

Zwiebelfisch mit Stangenweißbrot und Kopfsalat

150 g Zwiebeln
1 TL Öl
1 TL Mehl
2 EL Jogurt, 1,5% F.
150 g (F)/175 g (M) Seelachsfilet
Zitronensaft, Salz
50 g (F)/75 g (M) Stangenweißbrot
50 g Kopfsalat
1 EL Kräuter-Sahne-Soße
(Rezept siehe Seite 48)

1. Die Zwiebeln in Ringe schneiden und im heißen Öl goldgelb braten, mit Mehl bestäuben, den Jogurt untermischen.

2. Das Fischfilet säubern, säuern, salzen und auf die Zwiebeln geben, im geschlossenen Topf ca. 10 Minuten garen.

3. Den Kopfsalat mit der Soße mischen, mit dem Stangenweißbrot zum Fisch servieren.

Kurz Gebratenes

Lammsteak mit grünen Bohnen

30 g (F)/45 g (M) Naturreis
Salz
100 g (F)/125 g (M) Lammsteak
1 TL Petersilie
½ TL Zitronensaft
Knoblauch
Oregano
200 g (F)/250 g (M) grüne
Bohnen (frisch oder TK-Produkt)
50 g (F)/50 g (M) Zwiebeln
1 TL Öl
Bohnenkraut
¼ Tasse Wasser

1. Den Reis in Salzwasser garen.
Das sichtbare Fett vom Steak entfernen und das Fleisch mit fein gehackter Petersilie, Zitronensaft, Knoblauch und Oregano einreiben.

2. Die Bohnen mit den gewürfelten Zwiebeln im heißen Öl andünsten, das Bohnenkraut dazugeben, das Wasser angießen und fertig garen.

3. Das Steak in einer beschichteten Pfanne braten.

Geschnetzelte Kalbsleber mit Chinakohlsalat

125 g (F)/150 g (M) Kartoffeln
3 EL (F)/5 EL (M) heiße Milch, 1,5% F.
100 g (F)/125 g (M) Kalbsleber
1 TL Öl
½ Zwiebel
2 EL Jogurt, 1,5% F.
½ TL Senf
½ TL Mehl
Salz, Pfeffer
75 g Chinakohl
2 EL Kräuter-Sahne-Soße
(Rezept siehe Seite 48)

1. Die Kartoffeln in Salzwasser garen, pürieren und mit der heißen Milch glatt rühren.

2. Die Kalbsleber in Streifen schneiden, im heißen Öl rasch anbraten, die gewürfelte Zwiebel dazugeben, fertig braten.

3. Den Jogurt mit dem Senf und dem Mehl verrühren, zur Leber geben, kurz aufkochen lassen und mit Salz und Pfeffer abschmecken.

4. Den Chinakohl in Streifen schneiden und mit der Soße mischen.

Pfeffersteak mit Blumenkohl und Salzkartoffeln

200 g Blumenkohl
125 g (F)/150 g (M) Kartoffeln
Salz
100 g (F)/125 g (M) Rinder-
filetsteak
1 TL grob geriebener Pfeffer
1 TL Mehl
½ Tasse Fleischbrühe
2 EL saure Sahne
1 TL grüne Pfefferkörner

1. Das Gemüse und die Kartoffeln in wenig Salzwasser garen. Das Steak mit dem Pfeffer einreiben, in einer beschichteten Pfanne auf beiden Seiten 2–3 Minuten braten, herausnehmen und warm stellen.

2. Das Mehl in der Pfanne anschwitzen, mit der Fleischbrühe aufgießen, die saure Sahne und die Pfefferkörner dazugeben, leicht salzen.

3. Das Steak in der Soße erwärmen und anrichten.

Schweinefilet mit Champignons auf Grahambrot

50 g (F)/75 g (M) Grahambrot
100 g (F)/125 g (M) Schweine-
lende
1 TL Mehl
50 ml Fleischbrühe
2 EL saure Sahne
Salz, Pfeffer, Zitronensaft
100 g Champignons (Dose)
100 g Gemüse, frisch
2 EL Vinaigrette
(Rezept siehe Seite 49)

1. Das Brot toasten und auf einen angewärmten Teller legen. Das Fleisch in 2–3 Steaks schneiden, in einer beschichteten Pfanne auf jeder Seite 2–3 Minuten braten und auf das Brot legen.

2. Das Mehl mit dem Bratensatz
verrühren, die Brühe angießen
und aufkochen lassen. Die saure
Sahne dazugeben und die Soße
abschmecken.

3. Die Champignons unter-
mischen, über den Toast geben
und sofort anrichten.

4. Das zerkleinerte Gemüse mit
der Vinaigrette mischen.

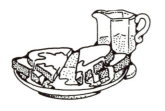

Fleischfreie Gerichte

Pikanter Linseneintopf

70 g (F)/100 g (M) Linsen
100 g Möhren
1 Stange Lauch
50 g Sellerie
300 ml Fleischbrühe
125 g (F)/150 g (M) Kartoffeln
Salz, Pfeffer
Oregano
1 Zwiebel
1 TL Öl

1. Die Linsen in kaltem Wasser
einige Stunden einweichen.

2. Das Gemüse würfeln, in einem
beschichteten Topf kurz andünsten, mit der Fleischbrühe auffüllen, und die eingeweichten Linsen
und gewürfelten Kartoffeln dazugeben. Bei geringer Wärmezufuhr
garen, mit den Gewürzen abschmecken.

3. Die Zwiebel würfeln, im
heißen Öl braten, auf die fertige
Suppe geben.

Überbackener Fenchel mit Roggenbrötchen

200 g (F)/250 g (M)
Fenchelknolle
1 Ei
25 g (F)/30 g (M) Edamer,
30% F. i. Tr.
2 EL saure Sahne
2 EL Milch, 1,5% F.
Salz, Muskat
50 g (F)/75 g (M)
Roggenbrötchen

1. Den Fenchel längs halbieren und in wenig Fleisch- oder Gemüsebrühe gar dünsten, in eine gefettete Auflaufform geben.

2. Das Ei mit dem geriebenen Käse, der sauren Sahne und der Milch mischen, würzen, über den Fenchel geben und 10 Minuten bei 200 °C überbacken. Dazu das Roggenbrötchen servieren.

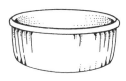

Vollkornsalat nach griechischer Art

30 g (F)/45 g (M) Weizenkörner
75 g Chinakohl
75 g Paprikaschote
75 g Salatgurke
½ Zwiebel
1 Ei
75 g (F)/100 g (M) körniger
Frischkäse, mager
2 EL Vinaigrette
(Rezept siehe Seite 49)

1. Die Weizenkörner mehrere Stunden in kaltem Wasser einweichen, 20 Minuten kochen und 45 Minuten quellen lassen.

2. Das Gemüse in Streifen schneiden und mit den Körnern vermischen. Das Ei hart kochen, würfeln und mit dem Frischkäse und der Vinaigrette zum Salat geben und alles gut mischen.

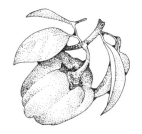

Nudel-Käse-Tomaten-Auflauf mit Kopfsalat

30 g (F)/45 g (M) Vollkornnudeln
100 g Tomaten
100 ml (F)/150 ml (M) Milch
1 Ei
Salz, Muskat
25 g (F)/30 g (M) Edamer,
30% F. i. Tr.
50 g Kopfsalat
2 EL Vinaigrette
(Rezept siehe Seite 49)

1. Die Nudeln weich kochen, mit den in Scheiben geschnittenen Tomaten in eine gefettete Auflaufform geben.

2. Die Milch mit dem Ei verquirlen, mit Salz und Muskat abschmecken und über die Nudeln gießen. Mit dem geriebenen Käse bestreuen. Im auf 200 °C vorgeheizten Ofen 30 Minuten garen.

3. Den zerkleinerten Kopfsalat mit der Vinaigrette mischen.

Süßer Obst-Brot-Auflauf

50 g (F)/75 g (M) Vollkornbrot
100 ml (F)/150 ml (M) Milch,
1,5% F.
1 Ei
30 g (F)/45 g (M) Magerquark
Zitronenschale
Süßstoff
125 g (F)/175 g (M) Pflaumen,
Kirschen oder Äpfel

1. Das Brot in Würfel schneiden, mit der heißen Milch begießen und weichen lassen.

2. Das Ei mit dem Quark, der Zitronenschale und dem Süßstoff verrühren und unter die Brotmasse geben.

3. Das klein geschnittene Obst mit der Brotmasse in gefettete Auflaufform füllen und bei 175 °C etwa 30 Minuten backen.

Achtung:

Das Obst für dieses Hauptgericht ist von der Zwischenmahlzeit. Teilen Sie also die Portion.

Der 4-Wochen-Diätplan

Der Speiseplan auf den folgenden Seiten ist für all jene Diätwilligen gedacht, die lieber nach einem festen Plan abnehmen wollen. Grundlage ist auch hier der Schlankheitsplan, nur das Heraussuchen und Zusammensetzen der Bausteine haben wir für Sie übernommen. Sie brauchen sich also nur genau an den folgenden Kostplan zu halten, und Sie werden sehen, wie leicht und einfach das Abnehmen ist. Dieser Diätplan wurde für 4 Wochen berechnet und erstellt. Er liefert Ihnen durchschnittlich 1200 kcal/5025 kJ und ist abwechslungsreich zusammengestellt. Denken Sie jedoch daran, dass sich die angegebenen Mengen auf rohes, geputztes oder geschältes Gemüse oder Obst beziehen, es sei denn, es wird ausdrücklich anders angegeben.

Die angegebenen Fleischportionen lassen sich nach den zuvor genannten Grundrezepten auf Seite 50 ff. auf Vorrat garen.

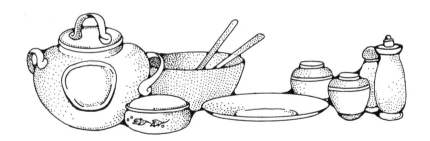

1. Woche – Sonntag

Müsli

4 EL Haferflocken
1½ Becher Jogurt, 1,5% F.
1 kleiner Apfel
Zitronensaft
1–2 Tassen Kaffee oder Tee

Die Haferflocken mit dem Jogurt
und dem klein geschnittenen
Apfel und etwas Zitronensaft
mischen.

Orangen-Milch-Mix

200 ml Buttermilch
Saft von 1 Orange (oder 30 g
Orangensaftkonzentrat)

Die Buttermilch mit dem Orangensaft mixen.

Schweinefilet mit Champignons, Frischkost und Toast

100 g Schweinefilet
1 TL Butter
100 g Champignons
100 g Frischgemüse
(z.B. Möhren)
Zitronensaft
Salz, Pfeffer
2 Scheiben Toastbrot

1. Das Schweinefilet in Streifen
schneiden. In einer beschichteten
Pfanne mit etwas Butter kurz
anbraten, die in Scheiben
geschnittenen Champignons
dazugeben, kurz weiter braten,
salzen und pfeffern.

2. Das geraspelte Frischgemüse
mit etwas Salz, Pfeffer und Zitronensaft abschmecken, mit dem
Toastbrot servieren.

Zwischenmahlzeit

Apfelquark

1 Apfel
75 g Magerquark
Zitronensaft

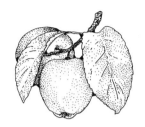

Den Apfel klein schneiden, mit
dem Quark und etwas Zitronensaft mischen.

Abendessen

Krabbencocktail
mit Toast

70 g Krabben
100 g Ananas
2 EL Tomatenmajonäse
(Rezept siehe Seite 48)
2 Scheiben Toastbrot
1–2 Tassen Tee

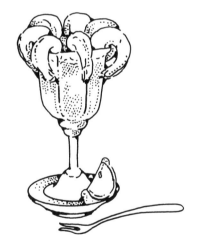

Die gewaschenen Krabben mit
der klein geschnittenen Ananas
und der Tomatenmajonäse
mischen, dazu Toast reichen.

1. Woche – Montag

1. Frühstück

Roggenmischbrot mit Tomatenrührei

1 Ei
1 Tomate
Salz, Pfeffer
1 Scheibe Roggenmischbrot
1 Scheibe Toastbrot
1 TL Marmelade
1–2 Tassen Kaffee oder Tee

Das Ei in einer beschichteten Pfanne unter ständigem Rühren stocken lassen. Die Tomatenachtel unterrühren, salzen, pfeffern, auf das Roggenbrot legen. Das Toastbrot mit Marmelade bestreichen.

Mittagessen

Gefüllte Paprikaschote, Naturreis und Tomate

75 g Rinderhack
¼ Brötchen
Salz, Pfeffer, Majoran
1 Paprikaschote
1 TL Öl
⅛ l Tomatensaft
30 g Naturreis
75 ml Gemüsebrühe
1 Tomate
1 Glas Mineralwasser

(Siehe Kochen auf Vorrat, Seite 55)

2. Frühstück

Kekse mit Frischkäse

3 Vollkornkekse
20 g Doppelrahmfrischkäse
1 Tasse Gemüsebrühe

Die Kekse mit dem Frischkäse bestreichen.

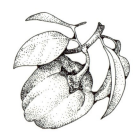

Zwischenmahlzeit

Mokkamilch
mit Vollkornkeksen

150 ml Milch, 1,5% F.
1 TL Instantkaffee
3 Vollkornkekse

Die Milch mit dem Instantkaffee
verrühren, zusammen mit den
Keksen servieren.

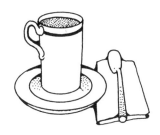

Abendessen

Belegte Brote
mit Rettich

1½ Scheiben Vollkornbrot
1 TL Margarine
30 g Wurst, mager
100 g Rettich
Salz
1–2 Tassen Tee

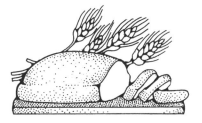

Das Brot mit der Margarine
bestreichen, mit der Wurst belegen. Den Rettich ganz dünn
hobeln, leicht salzen.

1. Woche – Dienstag

1. Frühstück

Roggenmischbrot mit Geflügelwurst und Paprikaschote

1½ Scheiben Roggenmischbrot
30 g Geflügelwurst (Putenbrust)
½ Paprikaschote
1 TL Marmelade
1–2 Tassen Kaffee oder Tee

1 Scheibe Mischbrot mit Geflügelwurst belegen, dazu die Paprikaschote reichen. Die halbe Scheibe Brot mit Marmelade bestreichen.

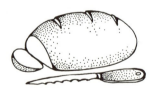

2. Frühstück

Mokkamilch mit Vollkornkeksen

150 ml Milch, 1,5% F.
1 TL Instantkaffee
3 Vollkornkekse

Die Milch mit dem Instantkaffee mischen, dazu die Vollkornkekse reichen.

Mittagessen

Tellerfleisch mit Bouillonkartoffeln

100 g Rindfleisch
½ Zwiebel
¼ l Fleischbrühe
125 g Kartoffeln
200 g Möhren, Sellerie, Lauch
1 TL Öl
Salz, Pfeffer, Majoran
1 Glas Mineralwasser

(Siehe Kochen auf Vorrat, Seite 53)

Knäckebrot mit Frischkäse und Tomate

1½ Scheiben Knäckebrot
20 g Doppelrahmfrischkäse
2 Tomaten

Das Knäckebrot mit dem Frischkäse bestreichen, dazu Tomaten reichen.

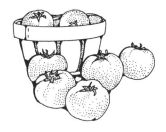

Vollkornsalat mit Blumenkohl

150 g Blumenkohl
135 g Weizen, gegart
30 g Schnittkäse, 30% F.
2 EL Nusssoße
(Rezept siehe Seite 49)
1–2 Tassen Tee

Den Blumenkohl in etwas Salzwasser 10 Minuten garen, er muss aber noch bissfest sein. Mit dem Weizen, dem gewürfelten Käse und der Nusssoße mischen. (Den Weizen einige Stunden im kalten Wasser einweichen. Danach 20 Minuten kochen und 45 Minuten ausquellen lassen.)

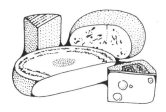

1. Woche – Mittwoch

1. Frühstück

Cornflakes mit Milch und Orange

7 EL Cornflakes
200 ml Milch, 1,5% F.
1 Orange
1–2 Tassen Kaffee

Die Cornflakes mit der Milch und der klein geschnittenen Orange mischen.

2. Frühstück

Knäckebrot mit Käse und Radieschen

1½ Scheiben Knäckebrot
30 g Schnittkäse 30% F.i.Tr.
5 Radieschen
1 Tasse Tee

Das Knäckebrot mit Schnittkäse und klein geschnittenen Radieschen belegen.

Mittagessen

Ungarisches Gulasch mit Vollkornnudeln und Salat

100 g Schweinefleisch
½ Zwiebel
1 TL Paprika, edelsüß
Pfeffer
⅛ l Fleischbrühe
30 g Vollkornnudeln
75 g Endiviensalat
2 EL Vinaigrette
(Rezept siehe Seite 49)
1 Glas Mineralwasser

(Siehe Kochen auf Vorrat, Seite 50)

Zwischenmahlzeit

Grapefruit mit Jogurt

½ Grapefruit
1 Jogurt, 1,5% F.

Die Grapefruit klein schneiden, mit dem Jogurt mischen.

Abendessen

Backblechkartoffeln mit pikantem Quark

150 g Kartoffeln
1 TL Öl
75 g Magerquark
Kümmel
100 g Salatgurke
2 EL saure Sahne
Salz, Pfeffer
1 Knoblauchzehe
1–2 Tassen Tee

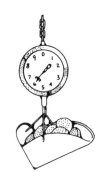

1. Die Kartoffeln gründlich waschen, halbieren, mit der Schnittfläche nach unten auf ein mit Öl bepinseltes Backblech legen, mit Kümmel bestreuen und bei 220 °C etwa 30 Minuten backen.

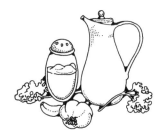

2. Quark mit saurer Sahne, fein geraspelter Gurke, Salz, Pfeffer und zerdrücktem Knoblauch verrühren und abschmecken.

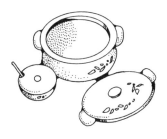

1. Woche – Donnerstag

1. Frühstück

Vollkornbrot, Quark und Marmelade

1½ Scheiben Vollkornbrot
1 TL Butter
50 g Magerquark
5 Radieschen
1 TL Marmelade
1–2 Tassen Kaffee oder Tee

Das Vollkornbrot mit Butter und Quark bestreichen, einen Teil mit Radieschenscheiben belegen, den anderen Teil mit Marmelade bestreichen.

2. Frühstück

Zimt-Cornflakes

4 EL Cornflakes
1 Becher Jogurt, 1,5% F.
Zimt

Die Cornflakes mit dem Jogurt und Zimt verrühren.

Mittagessen

Fisch mit Senfsoße, Salzkartoffeln, Salat

125 g Kartoffeln
⅛ l Wasser
1 EL Essig
1 Zwiebel
Salz, Lorbeerblatt
Pfefferkörner
200 g Angelschellfisch
1 TL Mehl
Senf
150 g Möhren
2 EL Kräuter-Sahne-Soße
(Rezept siehe Seite 48)

1. Die Kartoffeln garen. Das Wasser mit Essig, geviertelter Zwiebel und den Gewürzen etwa 10 Minuten kochen lassen. Den Fisch dann in etwa 15 Minuten gar ziehen lassen.

2. ⅛ l Fischsud mit dem in etwas kaltem Wasser angerührten Mehl binden und mit Senf abschmecken. Die Möhren raspeln, mit der Soße mischen.

Zwischenmahlzeit

Grapefruit mit Quark

½ Grapefruit
75 g Magerquark

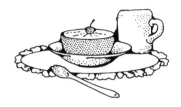

Die klein geschnittene Grapefruit
mit dem Quark mischen.

Abendessen

Pikanter Toast

1½ Scheiben Grahambrot
5 g Margarine
40 g Tatar
½ Zwiebel
Salz, Pfeffer
1 TL Senf
2 Tomaten
1–2 Tassen Tee

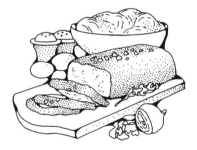

Das Brot mit der Margarine
bestreichen. Den Tatar mit Zwiebelwürfeln, Salz, Pfeffer und Senf
mischen, auf dem Brot verteilen.
Mit Tomatenscheiben belegen
und im Ofen 10–15 Minuten bei
200 °C überbacken.

1. Woche – Freitag

1. Frühstück

Schrotbrötchen mit Schinken und frischer Gurke

1½ Schrotbrötchen
30 g Schinken, ohne Fett
1 kleines Stück Gurke
1 TL Marmelade
1–2 Tassen Kaffee oder Tee

Das Brötchen mit Schinken und Gurkenscheiben belegen, das halbe Brötchen mit Marmelade bestreichen.

2. Frühstück

Brötchen mit Karottenquark

75 g Magerquark
1 Karotte
Zitronensaft
Salz, Pfeffer
½ Schrotbrötchen
1 Tasse Gemüsebrühe

Den Quark mit der fein geraspelten Karotte, Zitronensaft, Salz und Pfeffer mischen. Auf das Schrotbrötchen streichen.

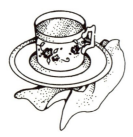

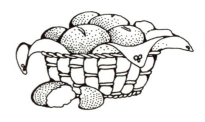

Mittagessen

Mexikanisches Hähnchen mit Roggenbrötchen

- 100 g Paprikaschote
- 1 Pfefferschote
- 100 g Hähnchenfleisch
- (70 g gegart)
- 1 TL Öl
- 75 g Gemüsemais
- Salz, Pfeffer
- Cayennepfeffer
- ½ Tasse Hühnerbrühe
- 1 Roggenbrötchen
- 1 Glas Mineralwasser

(Siehe Kochen auf Vorrat, Seite 58)

Zwischenmahlzeit

Mokkamilch mit Vollkornkeksen

- 150 ml Milch, 1,5% F.
- 1 TL Instantkaffee
- 3 Vollkornkekse

Die Milch mit dem Instantkaffee mischen, mit den Vollkornkeksen verzehren.

Abendessen

Quark-Kräuter-Dip mit Gemüse und Knäckebrot

- 75 g Magerquark
- ½ Bund gemischte Kräuter
- ½ TL Senf
- Salz, Pfeffer
- 2 EL saure Sahne
- 150 g Gemüse
- 4 Scheiben Knäckebrot
- 1 TL Butter
- 1–2 Tassen Tee

Den Quark mit etwas Wasser und fein gehackten Kräutern, Senf, Salz, Pfeffer und saurer Sahne mischen. Das Gemüse in Streifen schneiden, mit Knäckebrot und Butter servieren.

1. Woche – Samstag

1. Frühstück

Roggenmischbrot mit Geflügelwurst

1 Scheibe Roggenmischbrot
30 g Geflügelwurst (Putenbrust)
½ Paprikaschote
1 Scheibe Knäckebrot
1 TL Marmelade
1–2 Tassen Kaffee oder Tee

Das Mischbrot mit der Gefügelwurst und Paprikastreifen belegen. Das Knäckebrot mit Marmelade bestreichen.

2. Frühstück

Roggenbrötchen mit Briekäse und Tomatensaft

½ Roggenbrötchen
30 g Briekäse, 30% F.i.Tr.
100 ml Tomatensaft

Das Brötchen mit Käse belegen.

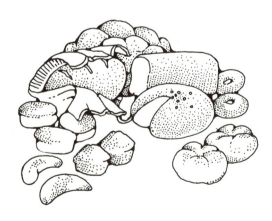

Mittagessen

Pflaumen-Brot-Auflauf

50 g Vollkornbrot
100 ml Milch, 1,5% F.
1 Ei
30 g Magerquark
Zitronenschale
Süßstoff
125 g Pflaumen
1 Glas Mineralwasser

1. Das Brot in Würfel schneiden, mit der heißen Milch begießen und weichen lassen. Das Ei mit dem Quark, der Zitronenschale und dem Süßstoff mischen, unter die Brotmasse geben.

2. Die klein geschnittenen Pflaumen mit der Brotmasse in eine gefettete Auflaufform füllen, bei 175 °C 30 Minuten backen.

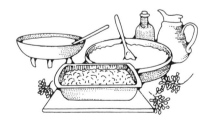

Zwischenmahlzeit

Roggenbrötchen mit Weichkäse

½ Roggenbrötchen
40 g Weichkäse, 30% F.i.Tr.
5 Radieschen

Das Brötchen mit Käse und Radieschenscheiben belegen.

Abendessen

Bunter Nudelsalat

135 g Vollkornnudeln, gegart
30 g Schinken
150 g Möhren und Erbsen
2 EL Kräuter-Sahne-Soße
(Rezept siehe Seite 48)

Die Vollkornnudeln mit dem in Streifen geschnittenen Schinken, den gegarten Möhren und Erbsen und der Kräuter-Sahne-Soße mischen.

2. Woche – Sonntag

1. Frühstück

Roggenmischbrot mit Tomatenrührei

1 Ei
1 Tomate
1 Scheibe Roggenmischbrot
1½ Scheiben Knäckebrot
1 TL Marmelade
1–2 Tassen Kaffee oder Tee

Das Ei in einer beschichteten Pfanne unter Rühren stocken lassen. Tomatenachtel dazugeben mit Salz und Pfeffer würzen und auf das Brot legen. Das Knäckebrot mit Marmelade bestreichen.

2. Frühstück

Knäckebrot mit Käse und Radieschen

1½ Scheiben Knäckebrot
30 g Käse, 30% F.
5 Radieschen
1 Tasse Tee

Das Knäckebrot mit Käse und Radieschen belegen.

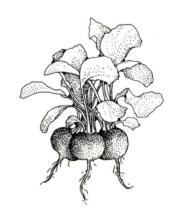

Mittagessen

Geschnetzelte Kalbsleber mit Kartoffelpüree und Chinakohlsalat

125 g Kartoffeln
3 EL Milch, fettarm, 1,5% F.
100 g Kalbsleber
1 TL Öl
½ Zwiebel
2 EL Jogurt, fettarm, 1,5% F.
½ TL Senf
½ TL Mehl
Salz, Pfeffer
75 g Chinakohl
2 EL Kräuter-Sahne-Soße
(Rezept siehe Seite 48)
1 Glas Mineralwasser

1. Die Kartoffeln in Salzwasser garen, pürieren und mit der heißen Milch glatt rühren.

2. Die Kalbsleber in Streifen schneiden, im heißen Öl anbraten, die gewürfelte Zwiebel dazugeben, fertig braten. Den Jogurt mit dem Senf und dem Mehl verrühren, zur Leber geben, aufkochen lassen, salzen und pfeffern.

3. Den Chinakohl in Streifen schneiden, mit der Kräutersoße mischen.

Zwischenmahlzeit

Orangen-Buttermilch-Mix

Saft von 1 Orange
200 ml Buttermilch

Orangensaft mit Buttermilch mischen.

Abendessen

Bunter Reissalat

135 g Naturreis, gegart
50 g Cornedbeef
½ Paprikaschote
1 Tomate
2 EL Tomatenmajonäse
(Seite 48)

Den Reis mit den klein geschnittenen Zutaten und der Tomatenmajonäse mischen.

2. Woche – Montag

1. Frühstück

Müsli mit Vollkornschrot

3 EL Vollkornschrot
200 ml Milch, 1,5% F.
30 g Trockenfrüchte
1–2 Tassen Tee

Das Vollkornschrot mit der Milch und den klein geschnittenen Trockenfrüchten mischen und über Nacht im Kühlschrank quellen lassen.

2. Frühstück

Gefüllte Tomaten

2 Tomaten
3 EL Magerquark
Salz, Pfeffer
Paprikapulver
1½ Scheiben Knäckebrot
1 Tasse Gemüsebrühe

Von den Tomaten eine Kappe abschneiden und die Kerne mit einem Teelöffel entfernen. Den Quark mit den Kernen und Wasser glatt rühren, würzen und in die Tomaten füllen.

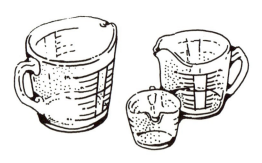

Mittagessen

Nudel-Tomaten-Käse-Auflauf mit Salat

30 g Vollkornnudeln
2 Tomaten
100 ml Milch
1 Ei
Salz, Muskat
25 g Käse, 30% F.i.Tr.
50 g Kopfsalat
2 EL Vinaigrette
(Rezept siehe Seite 49)
1 Glas Mineralwasser

1. Die Nudeln in Salzwasser weich kochen, mit den in Scheiben geschnittenen Tomaten in eine gefettete Auflaufform geben. Milch mit dem Ei verquirlen, mit Salz und Muskat abschmecken, über die Nudeln gießen und mit geriebenem Käse bestreuen.

2. Den Auflauf im auf 200 °C vorgeheizten Ofen 20 Minuten backen. Den zerkleinerten Salat mit der Vinaigrette mischen.

Zwischenmahlzeit

Apfel mit Käse

1 Apfel
30 g Schnittkäse, 30% F.i.Tr.

Den Apfel und den Käse in Würfel schneiden und mischen.

Abendessen

Belegte Brote und Gurke

1½ Scheiben Roggenmischbrot
1 TL Margarine
30 g Putenbrust
½ Salatgurke

Das Brot mit Margarine bestreichen, mit Putenbrust belegen. Die Salatgurke in Scheiben schneiden.

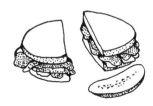

2. Woche – Dienstag

1. Frühstück

Vollkornbrot mit Harzer Käse

1½ Scheiben Vollkornbrot
50 g Harzer Käse
5 Radieschen
½ Apfel
1–2 Tassen Kaffee

Das Vollkornbrot mit dem Käse und Radieschenscheiben belegen, dazu den Apfel reichen.

Mittagessen

Wirsingeintopf

100 g Rindfleisch (70 g gegart)
¼ l Fleischbrühe
125 g Kartoffeln
200 g Wirsing
1 Zwiebel
1 TL Öl
Salz, Pfeffer
1 Glas Mineralwasser

(Siehe Kochen auf Vorrat, Seite 54)

2. Frühstück

Apfelquark

3 EL Magerquark
½ Apfel
1 Tasse Tee

Den Apfel klein schneiden, mit dem Quark mischen.

Zwischenmahlzeit

Orangenjogurt

1 Orange
1 Becher Jogurt, 1,5% F.

Die klein geschnittene Orange mit dem Jogurt mischen.

Abendessen

Indischer Toast

1 Zwiebel
Curry
1 TL Öl
100 g Champignons
Salz
1½ Scheiben Grahambrot
30 g Schnittkäse, 30% F. i.Tr.
1–2 Tassen Tee

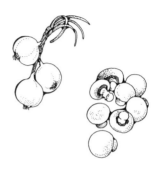

Die Zwiebel in Streifen schneiden, mit Curry mischen und im heißen Öl goldgelb braten. Die Champignons dazugeben, leicht salzen und auf dem Brot verteilen Den geriebenen Käse darüber streuen, im Ofen bei 200 °C überbacken.

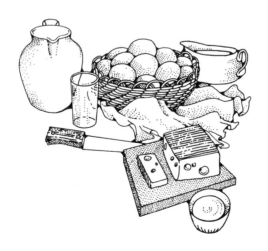

2. Woche – Mittwoch

1. Frühstück

Schrotbrötchen mit Schinken und Gurke

- 1 Schrotbrötchen
- 30 g Schinken ohne Fettrand
- 1 St. Salatgurke
- 1 Scheibe Toast
- 1 TL Marmelade
- 1–2 Tassen Kaffee oder Tee

Das Schrotbrötchen mit dem Schinken und Salatgurkenscheiben belegen. Den Toast mit Marmelade bestreichen.

2. Frühstück

Honigmelone und Jogurt

- 200 g Honigmelone
- 1 Becher Jogurt, 1,5% F.

Die klein geschnittene Honigmelone mit dem Jogurt mischen.

Mittagessen

Reisfleisch

- 100 g Schweinefleisch
- 200 g Paprikaschote
- 1 Zwiebel
- ½ TL Öl
- 30 g Naturreis
- 75 ml Fleischbrühe
- Salz, Pfeffer, Paprika
- 1 Glas Mineralwasser

(Siehe Kochen auf Vorrat, Seite 51)

Zwischenmahlzeit

Honigmelone mit Frischkäse

- 200 g Honigmelone
- 20 g Doppelrahmfrischkäse

Die klein geschnittene Honigmelone mit dem Frischkäse mischen.

Abendessen

Backblechkartoffeln mit pikantem Quark

150 g Kartoffeln
1 TL Öl
Kümmel
75 g Magerquark
¼ Salatgurke
2 EL saure Sahne
Salz, Pfeffer
1 Knoblauchzehe
1–2 Tassen Tee

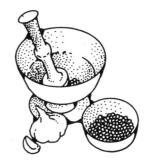

1. Die Kartoffeln gründlich waschen, halbieren, mit der Schnittfläche nach unten auf ein mit Öl bepinseltes Backblech legen, mit Kümmel bestreuen und bei 220 °C etwa 30 Minuten backen.

2. Quark mit saurer Sahne, fein geraspelter Gurke, Salz, Pfeffer und zerdrücktem Knoblauch verrühren und abschmecken.

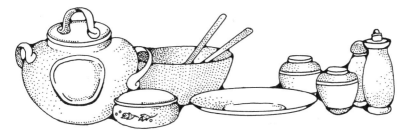

2. Woche – Donnerstag

1. Frühstück

Müsli mit Haferflocken

4 EL Haferflocken
1½ Becher Jogurt, 1,5% F.
1 Apfel
1–2 Tassen Kaffee oder Tee

Die Haferflocken mit dem Jogurt
und dem klein geschnittenen
Apfel verrühren.

2. Frühstück

Buttermilch-Melonen-Mix

200 ml Buttermilch
200 g Honigmelone

Die Buttermilch mit der Honigmelone im Mixer pürieren.

Mittagessen

Beefsteak mit Möhren- und Erbsengemüse

125 g Kartoffeln
2 EL Milch, 1,5% F.
200 g Möhren und Erbsen
1 TL Öl
75 g Rinderhack
¼ Brötchen
1 Zwiebel

(Siehe Kochen auf Vorrat,
Seite 56)

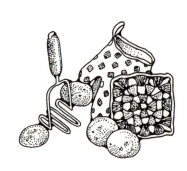

Zwischenmahlzeit

Bunte Reispfanne

2 Tomaten
½ Paprikaschote
1 TL Öl
30 g Schinken ohne Fettrand
135 g Naturreis, gegart
Salz, Paprika
1–2 Tassen Tee

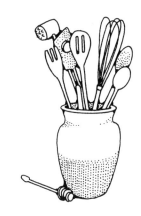

Die klein geschnittenen Tomaten und die Paprikaschote im heißen Öl andünsten, den Schinken und den Reis dazugeben, alles gut mischen, mit Salz und Paprika abschmecken.

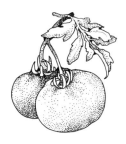

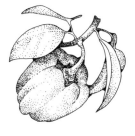

2. Woche – Freitag

1. Frühstück

Vollkornbrot mit Camembert und Tomate

1½ Scheiben Vollkornbrot
40 g Camembert, 30% F. i. Tr.
1 Tomate
1 TL Marmelade
1–2 Tassen Kaffee oder Tee

Eine Scheibe Vollkornbrot mit Camembert und Tomatenscheiben belegen. Die halbe Scheibe Vollkornbrot mit Marmelade bestreichen.

2. Frühstück

Radieschenquark mit Knäckebrot

6 Radieschen
3 EL Magerquark
Salz, Pfeffer
1½ Scheiben Knäckebrot
1 Tasse Tee

Die fein geriebenen Radieschen mit dem Quark mischen, mit Salz und Pfeffer würzen.

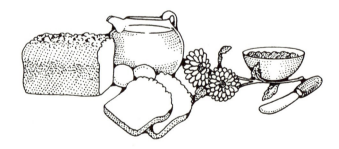

Mittagessen

Fischgulasch
mit Salzkartoffeln

125 g Kartoffeln
1 Paprikaschote
1 TL Öl
2 Tomaten
Salz, Pfeffer
1 TL Soßenpulver
150 g Fischfilet

1. Die Kartoffeln in Schnitze
schneiden und in Salzwasser
garen. Die Paprikaschote würfeln,
im heißen Öl andünsten, die
Tomaten achteln und dazugeben.

2. Mit Salz und Paprika würzen
und mit dem Soßenpulver binden.
Das Fischfilet auf das Gulasch
geben, den Topf schließen und
10 Minuten dünsten.

Zwischenmahlzeit

Mokkamilch
mit Keksen

150 ml Milch, 1,5% F.
1 TL Instantkaffee
3 Vollkornkekse

Die Milch mit dem Instantkaffee
mischen, dazu Vollkornkekse.

Abendessen

Pikanter Toast

1½ Scheiben Grahambrot
1 TL Margarine
40 g Tatar
½ Zwiebel
Salz, Pfeffer, 1 TL Senf
2 Tomaten
1–2 Tassen Tee

Das Brot mit der Margarine
bestreichen, den Tatar mit Zwiebelwürfeln, Salz, Pfeffer und Senf
mischen, auf dem Brot verteilen.
Mit Tomatenscheiben belegen
und im Ofen bei 200 °C
10–15 Minuten überbacken.

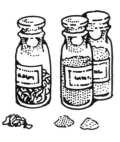

2. Woche – Samstag

1. Frühstück

Schrotbrötchen, Cornedbeef und Radieschen

1½ Schrotbrötchen
50 g Cornedbeef
5 Radieschen
1 TL Marmelade
1–2 Tassen Kaffee oder Tee

Das Schrotbrötchen mit Cornedbeef und Radieschenscheiben belegen, das halbe Brötchen mit Marmelade bestreichen.

Mittagessen

Hühnertopf mit Nudeln

2 Möhren
1 kleine Stange Lauch
1 TL Öl
100 g Hähnchen (70 g gegart)
¼ l Hühnerbrühe
30 g Vollkornnudeln
Salz, Pfeffer
1 Glas Mineralwasser

(Siehe Kochen auf Vorrat, Seite 58)

2. Frühstück

Jogurt mit Kiwis

1 Becher Jogurt, 1,5% F.
2 Kiwis

Den Jogurt mit den kleingeschnittenen Kiwis mischen.

Zwischenmahlzeit

Mandarinenquark

75 g Magerquark
2 Mandarinen

Den Quark mit den klein geschnittenen Mandarinen mischen.

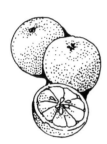

Abendessen

Quark-Kräuter-Dip mit Gemüse und Knäckebrot

75 g Magerquark
½ Bund gemischte Kräuter
½ TL Senf
Salz, Pfeffer
2 EL saure Sahne
150 g Gemüse
4 Scheiben Knäckebrot
5 g Butter
1–2 Tassen Tee

Den Quark mit etwas Wasser und
fein gehackten Kräutern, Senf,
Salz, Pfeffer und saurer Sahne
mischen. Das Gemüse in handliche Streifen schneiden, mit
Knäckebrot und Butter servieren.

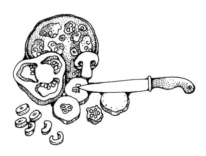

3. Woche – Sonntag

1. Frühstück

Roggenmischbrot mit Geflügelwurst und Paprikaschote

1½ Scheiben Roggenmischbrot
30 g Geflügelwurst (Putenbrust)
½ rote Paprikaschote
1 TL Marmelade
1–2 Tassen Kaffee oder Tee

Eine Scheibe Brot mit Geflügelwurst und Paprikastreifen belegen, die halbe Scheibe mit Marmelade bestreichen.

2. Frühstück

Mokkamilch mit Vollkornkeksen

1 Tasse Milch, fettarm, 1,5% F.
1 TL Instantkaffee
3 Vollkornkekse

Die Milch mit Instantkaffee
mischen, dazu die Vollkornkekse
reichen.

Mittagessen

Lammsteak mit grünen Bohnen

30 g Naturreis
100 g Lammsteak, mager
1 TL fein gehackte Petersilie
1 TL Zitronensaft
Knoblauch
Oregano
200 g grüne Bohnen
½ Zwiebel
1 TL Öl
Bohnenkraut
¼ Tasse Wasser
1 Glas Mineralwasser

(Siehe Kochen auf Vorrat,
Seite 62)

Zwischenmahlzeit

Birne mit Frischkäse

1 Birne
20 g Doppelrahmfrischkäse
1–2 Tassen Tee

Die halbierte Birne mit dem mit
Wasser vermischten Frischkäse
bestreichen.

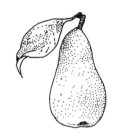

Abendessen

Belegte Brote

1½ Scheiben Brot
30 g Lachsschinken
½ Scheibe Schnittkäse,
30% F. i. Tr.
50 g Salatgurke
1 Tomaten
1 TL Margarine
1–2 Tassen Tee

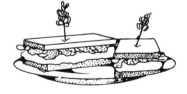

Das Brot dünn mit Margarine
bestreichen, eine Scheibe mit
Lachsschinken und Gurkenscheiben belegen, die halbe Scheibe
mit Schnittkäse und Tomatenscheiben belegen.

3. Woche – Montag

1. Frühstück

Müsli mit Vollkornschrot

4 EL Vollkornschrot
200 ml Milch, 1,5% F.
30 g Trockenfrüchte
1–2 Tassen Kaffee oder Tee

Das Vollkornschrot, die Milch und die klein geschnittenen Trockenfrüchte mischen und über Nacht im Kühlschrank quellen lassen.

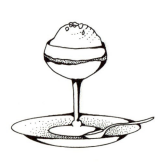

2. Frühstück

Knäckebrot mit Doppelrahmfrischkäse

1½ Scheiben Knäckebrot
20 g Doppelrahmfrischkäse
1 Tomate
1 Tasse Tee

Das Knäckebrot mit Frischkäse bestreichen und mit Tomatenscheiben belegen.

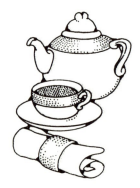

Mittagessen

Szekler Gulasch mit Kartoffelpüree

100 g Schweinefleisch
1 Zwiebel
½ TL Öl
200 g Sauerkraut
Salz, Kümmel, Paprika
1 TL Tomatenmark
125 g Kartoffeln
2 EL Milch, 1,5% F.
2 EL Jogurt, 1,5% F.
1 Glas Mineralwasser

(Siehe Kochen auf Vorrat, Seite 51)

Abendessen

Fischsalat mit Toast

50 g Räucherfisch
50 g Chinakohl
50 g Gewürzgurke
50 g Apfel
2 EL Kräuter-Sahne-Soße
(Rezept siehe Seite 48)
2 Scheiben Vollkorntoast
1–2 Tassen Tee

Den Räucherfisch, den Chinakohl, die Gewürzgurke und den Apfel klein schneiden und mit der Kräuter-Sahne-Soße mischen, mit Toast servieren.

Zwischenmahlzeit

Ananasjogurt

1 Scheibe Ananas
1 Becher Jogurt, 1,5% F.

Die klein geschnittene Ananas mit dem Jogurt mischen.

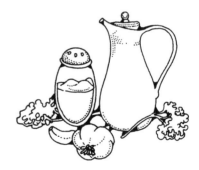

3. Woche – Dienstag

1. Frühstück

Vollkornbrot mit Frischkäse und Tomate

1½ Scheiben Vollkornbrot
2 EL körniger Frischkäse
1 Tomate
1 TL Marmelade
1 TL Butter
1–2 Tasse Kaffee oder Tee

Das Vollkornbrot mit Butter und dem körnigen Frischkäse bestreichen, eine Scheibe mit Tomatenachteln belegen, die halbe Scheibe mit Marmelade bestreichen.

2. Frühstück

Karottenquark mit Roggenbrötchen

½ Karotte
3 EL Magerquark
Salz, Pfeffer
½ Roggenbrötchen
1 Tasse Tee

Die Karotte fein raspeln und mit dem Quark mischen, salzen, pfeffern und auf das Roggenbrötchen geben.

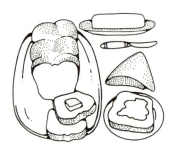

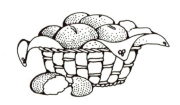

Mittagessen

Bohnen-Tomaten-Eintopf

100 g Rindfleisch, mager
1 TL Öl
100 g grüne Bohnen
¼ l Fleischbrühe
2 Tomaten
125 g Kartoffeln
Salz, Paprika
Basilikum
1 Glas Mineralwasser

(Siehe Kochen auf Vorrat, Seite 54)

Zwischenmahlzeit

Roggenbrötchen mit Obstquark

75 g Obst
75 g Magerquark
Zitronensaft
½ Roggenbrötchen

Das fein geschnittene Obst mit dem Quark und dem Zitronensaft verrühren und auf das Brötchen streichen.

Abendessen

Bunte Gemüsepfanne

3 Frühlingszwiebeln
½ Paprikaschote
1 TL Öl
30 g Schinken, ohne Fettrand
135 g Naturreis, gegart
Salz, Pfeffer
1–2 Tassen Tee

Die klein geschnittenen Frühlingszwiebeln und gewürfelte Paprikaschote im heißen Öl andünsten, den klein geschnittenen Schinken und den Reis dazugeben, alles gut mischen, mit Salz und Paprika würzen.

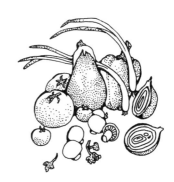

3. Woche – Mittwoch

1. Frühstück

Porridge mit Milch und Tomatensaft

4 EL Haferflocken
Salz
200 ml Milch, 1,5% F.
1 Glas Tomatensaft
1–2 Tassen Kaffee oder Tee

Die Haferflocken in 150 ml heißes Wasser rühren und ausquellen lassen, leicht salzen. Mit der Milch übergießen und anrichten. Dazu Tomatensaft.

2. Frühstück

Honigmelone mit Jogurt

1 Becher Jogurt, 1,5% F.
200 g Honigmelone
1 Tasse Tee

Die klein geschnittene Melone mit dem Jogurt mischen.

Mittagessen

Zwiebelfisch mit Stangenweißbrot und Kopfsalat

2 Zwiebeln
1 TL Öl
1 TL Mehl
2 TL Jogurt, 1,5% F.
150 g Fischfilet
1 EL Zitronensaft
Salz
1 EL frisch gehackte Petersilie
50 g Kopfsalat
2 EL Kräuter-Sahne-Soße
(Rezept siehe Seite 48)
50 g Stangenweißbrot

(Siehe Kochen auf Vorrat, Seite 61)

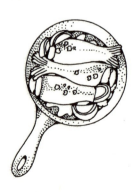

Zwischenmahlzeit

Honigmelone mit Doppelrahmfrischkäse

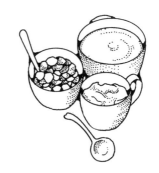

200 g Honigmelone
20 g Doppelrahmfrischkäse

Die klein geschnittene Melone
mit dem Frischkäse mischen.

Abendessen

Nudelsalat

135 g Vollkornnudeln, gegart
30 g Schinken, ohne Fett
10 g Möhren und Erbsen
2 EL Kräuter-Sahne-Soße
(Rezept siehe Seite 48)
1–2 Tassen Fleischbrühe

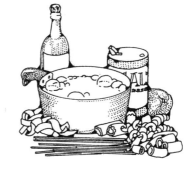

Die Vollkornnudeln mit dem in
Streifen geschnittenen Schinken,
den gegarten Möhren und Erbsen
und der Soße mischen.

3. Woche – Donnerstag

1. Frühstück

Vollkornbrot mit Frischkäse und Tomate

- 1½ Scheiben Vollkornbrot
- 1 TL Butter
- 2 EL körniger Frischkäse
- 1 Tomate
- 1 TL Marmelade
- 1–2 Tassen Kaffee oder Tee

Das Brot mit Butter und körnigem Frischkäse bestreichen, eine Scheibe mit Tomatenachteln, die halbe Scheibe mit Marmelade bestreichen.

2. Frühstück

Knäckebrot mit Käse

- 1½ Scheiben Knäckebrot
- 30 g Briekäse, 30% F.i.Tr.
- 1 Tasse Gemüsebrühe

Das Knäckebrot mit dem Käse belegen.

Mittagessen

Curryhähnchen mit Reis und Chinakohlsalat

- 30 g Naturreis
- 100 g Hähnchenfleisch (70 g gegart)
- 1 TL Butter
- 1 Zwiebel
- Curry
- ⅛ l Hühnerbrühe
- 1 TL Mehl
- 75 g Chinakohl
- 2 EL Vinaigrette (Rezept siehe Seite 49)
- 1 Glas Mineralwasser

(Siehe Kochen auf Vorrat, Seite 59)

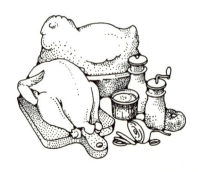

Zwischenmahlzeit

Apfel mit Frischkäse

1 Apfel
75 g körniger Frischkäse

Den klein geschnittenen Apfel
mit dem Frischkäse mischen.

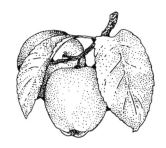

Abendessen

Belegtes Vollkornbrot
mit Tomate

1½ Scheiben Vollkornbrot
1 TL Butter
30 g Mortadella
2 Tomaten
Salz, Pfeffer
1–2 Tassen Tee

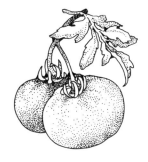

Das Brot mit Butter bestreichen
und mit Mortadella belegen. Die
Tomaten achteln und salzen und
pfeffern.

3. Woche – Freitag

1. Frühstück

Grahambrot mit Geflügelwurst und Radieschen

1½ Scheiben Grahambrot
30 g Geflügelwurst (Putenbrust)
5 Radieschen
1 TL Marmelade
1–2 Tassen Kaffee oder Tee

Eine Scheibe Brot mit Geflügelwurst und Radieschenscheiben belegen, die halbe Scheibe Brot mit Marmelade bestreichen.

2. Frühstück

Kiwis mit Jogurt

2 Kiwis
1 Becher Jogurt, 1,5% F.

Die klein geschnittenen Kiwis mit dem Jogurt mischen.

Mittagessen

Rinderklößchen in Tomatensoße mit grünen Bohnen

75 g Rinderhack
¼ Brötchen
½ Zwiebel
Salz, Pfeffer, Paprika
125 g Kartoffeln
200 g grüne Bohnen
Bohnenkraut
1 TL Öl
1 TL Mehl
1 TL Tomatenmark
1 Glas Mineralwasser

(Siehe Kochen auf Vorrat, Seite 56)

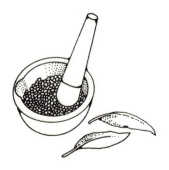

Zwischenmahlzeit

Knäckebrot
mit Weichkäse
und Tomatensaft

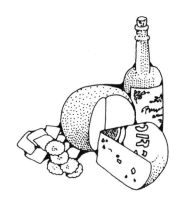

1½ Scheiben Knäckebrot
40 g Weichkäse, 30% F.i.Tr.
100 ml Tomatensaft

Das Knäckebrot mit dem Käse
belegen.

Abendessen

Vollkorn-Mais-Käse-
Salat

135 g Vollkornnudeln, gegart
100 g Mais
30 g Schnittkäse, 30% F.i.Tr
2 EL Tomatenmajonäse
(Rezept siehe Seite 48)
1–2 Tassen Gemüsebrühe

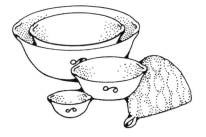

Die Nudeln mit dem Mais, dem
gewürfelten Schnittkäse und der
Tomatenmajonäse mischen.

3. Woche – Samstag

1. Frühstück

Schrotbrötchen mit Schinken und Gurke

1½ Schrotbrötchen
30 g Schinken, ohne Fett
75 g Gurke
1 TL Marmelade
1–2 Tassen Kaffee oder Tee

Das Brötchen mit Schinken und Gurkenscheiben belegen, das halbe Brötchen mit Marmelade bestreichen.

2. Frühstück

Buttermilch-Orangen-Mix

200 ml Buttermilch
Saft von 1 Orange (oder
30 ml Orangensaftkonzentrat)

Die Buttermilch mit dem Orangensaft mischen.

Mittagessen

Linseneintopf

70 g Linsen
100 g Möhren
100 g Lauch
125 g Kartoffeln
300 ml Fleischbrühe
Salz, Pfeffer
Oregano
1 Zwiebel
1 TL Öl
1 Glas Mineralwasser

1. Die Linsen in kaltem Wasser einige Stunden einweichen, das Gemüse würfeln, in einem beschichteten Topf kurz andünsten, mit der Fleischbrühe auffüllen und die eingeweichten Linsen und gewürfelten Kartoffeln dazugeben.

2. Bei geringer Wärmezufuhr etwa 30 Minuten garen, mit Salz, Pfeffer und Oregano abschmecken.

3. Die Zwiebel würfeln, im heißen Öl goldgelb braten und auf die fertige Suppe geben.

Zwischenmahlzeit

Vollkornkekse mit Doppelrahmfrischkäse und Radieschen

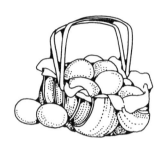

3 Vollkornkekse
20 g Doppelrahmfrischkäse
5 Radieschen

Die Kekse mit dem Frischkäse
und Radieschenscheiben belegen.

Abendessen

Krabbencocktail

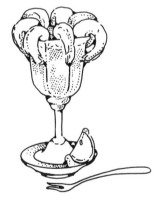

70 g Krabben
100 g Ananas
2 EL Tomatenmajonäse
(Rezept siehe Seite 48)
2 Scheiben Vollkornbrot
1–2 Tassen Tee

Die Krabben und die klein geschnittene Ananas mit der Tomatenmajonäse mischen, mit Vollkornbrot servieren.

4. Woche – Sonntag

1. Frühstück

Müsli
mit Haferflocken

4 EL Haferflocken
1½ Becher Jogurt, 1,5% F.
1 Apfel
1–2 Tassen Kaffee oder Tee

Die Haferflocken mit dem Jogurt
und dem klein geschnittenen
Apfel verrühren.

2. Frühstück

Buttermilch-
Tomaten-Mix

200 ml Buttermilch
2 Tomaten
1½ Scheiben Knäckebrot

Die Buttermilch mit den klein
geschnittenen Tomaten im Mixer
pürieren. Dazu Knäckebrot.

Mittagessen

Geflügelsalat
mit Toast

100 g Hühnerfleisch
(70 g gegart)
75 g Blumenkohl
75 g Champignons (Dose)
50 g Ananas
2 EL Tomatenmajonäse
(Rezept siehe Seite 48)
2 Scheiben Vollkorntoast

(Siehe Kochen auf Vorrat,
Seite 59)

Zwischenmahlzeit

Birne
mit Roquefortkäse

1 Birne
20 g Roquefortkäse

Die Birne halbieren, das Kern-
gehäuse entfernen, mit Roquefortkäse füllen.

Abendessen

Kartoffelpfanne
mit Frischkost

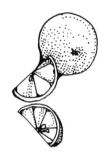

150 g Kartoffeln
1 Zwiebel
1 EL Öl
40 g Tatar
Salz, Pfeffer
100 g Gemüse der Saison
Zitronensaft
1–2 Tassen Fleischbrühe

Die Kartoffeln in Scheiben
schneiden und mit der gewürfelten Zwiebel im heißen Öl halb
gar braten, den Tatar untermischen, salzen, pfeffern und bei
starker Hitze unter vorsichtigem
Wenden durchbraten. Das
Gemüse fein raspeln, salzen und
pfeffern und mit etwas Zitronensaft verrühren.

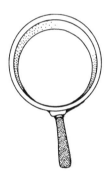

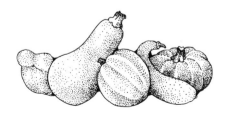

4. Woche – Montag

1. Frühstück

Vollkornbrot mit Käse und Tomate

1½ Scheiben Vollkornbrot
40 g Camembert 30% F.i.Tr.
1 Tomate
1 TL Marmelade
1–2 Tassen Kaffee oder Tee

Eine Scheibe Brot mit Camembert und Tomatenscheiben belegen, eine halbe Scheibe Brot mit Marmelade bestreichen.

2. Frühstück

Bananenquark

75 g Magerquark
1 kleine Banane
Zitronensaft

Den Quark mit der klein geschnittenen Banane und etwas Zitronensaft mischen.

Mittagessen

Pfeffersteak mit Blumenkohl und Salzkartoffeln

200 g Blumenkohl
125 g Kartoffeln
Salz
100 g Rindersteak
grob geriebener Pfeffer
1 TL Mehl
½ Tasse Fleischbrühe
2 EL saure Sahne
grüne Pfefferkörner
1 Glas Mineralwasser

(Siehe Kochen auf Vorrat, Seite 63)

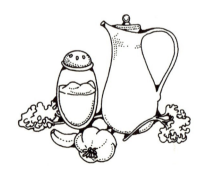

Zwischenmahlzeit

Mokkamilch
und Vollkornkekse

150 ml Milch, 1,5% F.
1 TL Instantkaffee
3 Vollkornkekse

Die Milch mit dem Instantkaffee
verrühren, zusammen mit den
Keksen servieren.

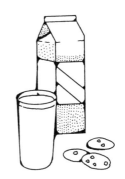

Abendessen

Indischer Toast

1 Zwiebel
Curry
1 TL Öl
100 g Champignons (Dose)
1½ Scheiben Grahambrot
30 g Schnittkäse, 30% F. i. Tr.
1–2 Tassen Tee

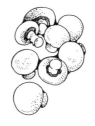

Die Zwiebel in Streifen schneiden, mit Curry mischen und im
heißen Öl goldgelb braten. Die
Champignons dazugeben, leicht
salzen und auf dem Brot verteilen
Den geriebenen Käse darüber
streuen und überbacken.

4. Woche – Dienstag

1. Frühstück

Porridge mit Milch und Tomatensaft

4 EL Haferflocken
Salz
200 ml Milch, 1,5% F.
1 Glas Tomatensaft
1–2 Tassen Kaffee oder Tee

Die Haferflocken in 150 ml heißes Wasser rühren und ausquellen lassen, leicht salzen. Mit der Milch übergießen und anrichten. Dazu Tomatensaft.

2. Frühstück

Knäckebrot mit Doppelrahmfrischkäse und Radieschen

1½ Scheiben Knäckebrot
20 g Doppelrahmfrischkäse
5 Radieschen

Das Knäckebrot mit dem Frischkäse und mit Radieschenscheiben belegen.

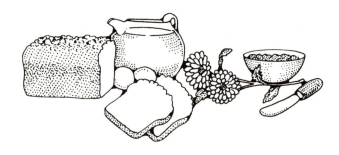

Mittagessen

Süßsaures Schweine-fleisch mit Reis und Blumenkohl

100 g Schweinefleisch
1 TL Öl
1 Möhre
2 EL Wasser
1 TL Essig
Sojasoße
Ingerpulver
Süßstoff
30 g Naturreis
200 g Blumenkohl

(Siehe Kochen auf Vorrat, Seite 52)

Abendessen

Kräuterdip mit Gemüse und Knäckebrot

3 EL Magerquark
2 EL Kräuter-Sahne-Soße
(Rezept siehe Seite 48)
150 g Gemüse
1 TL Butter
4 Scheiben Knäckebrot
1–2 Tassen Tee

Den Quark mit der Kräuter-Sahne-Soße mischen, das Gemüse in handliche Streifen schneiden. Mit der Butter und dem Knäcke-brot servieren.

Zwischenmahlzeit

Orange mit Frischkäse

1 Orange
75 g körniger Frischkäse

Die klein geschnittene Orange mit dem körnigen Frischkäse mischen.

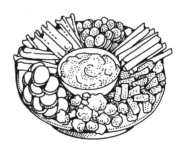

4. Woche – Mittwoch

1. Frühstück

Roggenmischbrot mit Tomatenrührei

1 Tomate
1 Ei
Salz, Pfeffer
1½ Scheibe Roggenmischbrot
1 TL Marmelade
1–2 Tassen Kaffee oder Tee

Die Tomate achteln und in einer beschichteten Pfanne andünsten. Das Ei dazugeben und unter Rühren stocken lassen, würzen. Die halbe Scheibe Brot mit Marmelade bestreichen.

2. Frühstück

Mokkamilch mit Vollkornkeksen

1 Tasse Milch, 1,5% F.
1 TL Instantkaffee
3 Vollkornkekse, salzig

Die Milch mit dem Instantkaffee mischen.

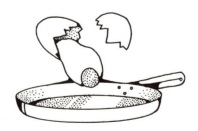

Mittagessen

Gekochtes Rindfleisch in Kräutermarinade

100 g Rindfleisch (70 g gegart)
Suppengrün
Lorbeerblatt
125 g Kartoffeln
½ Bund frische Kräuter
3 EL Fleischbrühe
1 TL Essig
75 g Endiviensalat
2 EL Kräuter-Sahne-Soße
(Rezept siehe Seite 48)
1 Glas Mineralwasser

(Siehe Kochen auf Vorrat,
Seite 53)

Abendessen

Vollkornbrot mit Camembert

40 g Camembert, 30% F.i.Tr.
1 TL Butter
½ Zwiebel
Salz, Pfeffer, Paprika
100 g Karotten
1½ Scheiben Vollkornbrot
1–2 Tassen Gemüsebrühe

Den Camembert mit der Gabel
zerdrücken und mit der Butter
verrühren. Die gewürfelte Zwiebel
unterrühren. Die Karotten fein
raspeln, salzen und pfeffern.

Zwischenmahlzeit

Apfeljogurt

1 Apfel
1 Becher Jogurt, 1,5% F.

Den klein geschnittenen Apfel
mit dem Jogurt mischen.

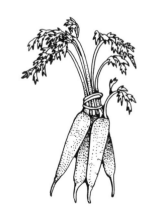

4. Woche – Donnerstag

1. Frühstück

Vollkornbrot mit Harzer Käse und Radieschen

1½ Scheiben Vollkornbrot
50 g Harzer Käse
5 Radieschen
½ Apfel
1–2 Tassen Kaffee oder Tee

Das Vollkornbrot mit Käse und Radieschenscheiben belegen, dazu Apfelschnitze reichen.

2. Frühstück

Cornflakes mit Zimtjogurt

4 EL Cornflakes
1 Becher Jogurt, 1,5% F.
Zimt, Süßstoff

Die Cornflakes mit dem Jogurt, Zimt und Süßstoff verrühren.

Mittagessen

Fischfilet in der Folie mit Salzkartoffeln

150 g Möhren
100 g Bleichsellerie
150 g Fischfilet
Zitronensaft
Salz
einige Zweige Dill
1 TL Butter
125 g Kartoffeln
1 Glas Mineralwasser

1. Möhren und Bleichsellerie würfeln und in eine Bratfolie legen. Den Fisch säubern, säuern, salzen, auf das Gemüse setzen, mit frisch gehacktem Dill bestreuen. Die Butter in Flöckchen darauf verteilen.

2. Die Folie sorgfältig schließen und bei 200 °C im Ofen 20–30 Minuten garen.

3. Die Kartoffeln in Salzwasser garen.

Zwischenmahlzeit

Ananas
mit Schnittkäse

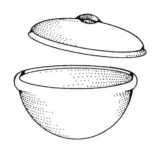

1½ Scheiben Ananas
30 g Schnittkäse, 30% F.i.Tr.

Die Ananas und den Käse würfeln, beides mischen.

Abendessen

Reispfanne
mit Schinken

1 Tomate
1 Paprikaschote
1 TL Öl
30 g Schinken ohne Fettrand
135 g Naturreis, gegart
Salz, Paprika
1–2 Tassen Tee

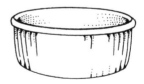

Die klein geschnittene Tomate und die Paprikaschote im heißen Öl andünsten, den Schinken und den Reis dazugeben, alles gut durchbraten, mit Salz und Pfeffer abschmecken.

4. Woche – Freitag

1. Frühstück

Schrotbrötchen mit Geflügelwurst und Paprikaschote

1 Schrotbrötchen
30 g Geflügelwurst (Putenbrust)
½ Paprikaschote, rot
1 Scheibe Knäckebrot
1 TL Marmelade
1–2 Tassen Kaffee oder Tee

Das Brötchen mit der Wurst und Paprikastreifen belegen, das Knäckebrot mit Marmelade bestreichen.

2. Frühstück

Kiwiquark

2 Kiwis
3 EL Magerquark

Die klein geschnittenen Kiwis mit dem Magerquark verrühren.

Mittagessen

Gemüseeintopf mit Hackfleischklößchen

75 g Rinderhackfleisch
¼ Brötchen
¼ Zwiebel
Salz, Pfeffer
Paprika
100 g Lauch
½ Paprikaschote, rot
100 g Blumenkohl
1 TL Öl
30 g Naturreis
¼ Bund frische Kräuter
1 Glas Mineralwasser

(Siehe Kochen auf Vorrat, Seite 57)

Zwischenmahlzeit

Knäckebrot mit Quark und Radieschen

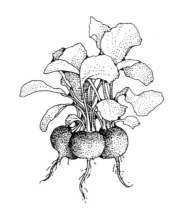

1½ Scheiben Knäckebrot
75 g Magerquark
5 Radieschen

Das Knäckebrot mit Quark und Radieschenscheiben belegen.

Abendessen

Vollkorn-Käse-Salat

135 g Weizenkörner, gegart
100 g Blumenkohl
30 g Schnittkäse, 30% F.i.Tr.
2 EL Nusssoße
(Rezept siehe Seite 49)
1–2 Tassen Tee

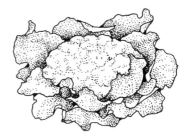

Die Weizenkörner mit dem bissfest gegarten Blumenkohl, dem gewürfelten Käse und der Nusssoße mischen.

4. Woche – Samstag

1. Frühstück

Vollkornmüsli

4 EL Vollkornschrot
200 ml Milch, 1,5% F.
30 g Trockenfrüchte
1–2 Tassen Kaffee oder Tee

Das Vollkornschrot mit der Milch und den klein geschnittenen Trockenfrüchten mischen und über Nacht im Kühlschrank ausquellen lassen.

2. Frühstück

Gefüllte Tomate mit Knäckebrot

2 Tomaten
3 EL körniger Frischkäse
Salz, Pfeffer, Paprika
1 EL fein geschnittener Schnittlauch
1½ Scheiben Knäckebrot

Von den Tomaten eine Haube abschneiden und die Kerne herausnehmen. Den Frischkäse würzen und in die Tomaten füllen.

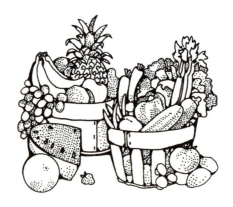

Mittagessen

Fenchel überbacken, Brötchen

1–2 Fenchelknollen
1 Ei
25 g Schnittkäse, 30% F.i.Tr.
2 EL saure Sahne
2 EL Milch, 1,5% F.
Salz, Paprika
Muskat
1 Roggenbrötchen
1 Glas Mineralwasser

1. Den Fenchel längs halbieren und in wenig Gemüsebrühe gar dünsten, in eine gefettete Form geben.

2. Das Ei mit dem geriebenen Käse, der sauren Sahne und der Milch mischen, mit den Gewürzen abschmecken, über den Fenchel geben und 10 Minuten bei 200 °C überbacken.

Zwischenmahlzeit

Bananenbuttermilch

1 kleine Banane
200 ml Buttermilch
Zitronensaft

Alle Zutaten im Mixer pürieren.

Abendessen

Backblechkartoffeln mit Quark

150 g kleine Kartoffeln
1 TL Öl, Kümmel
3 EL Magerquark
2 EL saure Sahne
¼ Salatgurke
Salz, Pfeffer
Knoblauch
1–2 Tassen Gemüsebrühe

1. Die Kartoffeln halbieren, mit der Schnittfläche nach unten auf ein mit Öl bepinseltes Blech legen, mit Kümmel bestreuen, bei 220 °C 30 Minuten backen.

2. Quark mit saurer Sahne, geraspelter Gurke, Salz, Pfeffer und zerdrücktem Knoblauch verrühren.

Gewichtsstabilisierung im Baukastensystem

Haben Sie Ihr Wunschgewicht erreicht? Oder möchten Sie Ihr Gewicht eine Weile halten, um in einiger Zeit von Neuem zu beginnen? Dann kommt jetzt eine neue Phase für Sie, die zweite, vielleicht schwerste Bewährungsprobe. Es gilt die erlernten Ess- und Trinkgewohnheiten in Ihre tägliche Ernährung aufzunehmen. Wir haben uns zum Ziel gesetzt, Ihnen einen Weg zu zeigen, wie Sie abnehmen und danach Ihr erreichtes Gewicht auch auf Dauer halten können. Denn eine nur vorübergehende Gewichtsreduktion, bei der Sie danach Ihre alten Ernährungsfehler wieder aufnehmen, liegt sicher nicht in Ihrem Interesse. Die nächsten Wochen werden zeigen, ob es Ihnen gelingt, Ihr Essverhalten zu kontrollieren und die Nahrungszufuhr Ihrem wirklichen Bedarf anzupassen. Wir wollen Ihnen dabei helfen.

Zunächst einige grundsätzliche Gedanken:

Haben Sie Ihr Wunschgewicht erreicht, sollten Sie versuchen, es zu halten. Wollen Sie noch weiter abnehmen, dürfen Sie mit unserem Schlankheitsplan noch einmal von vorne beginnen, doch fragen Sie im Zweifelsfall Ihren Hausarzt.

Das regelmäßige Wiegen sollten Sie auf jeden Fall beibehalten, und bemerken Sie eines Tages, dass Sie wieder zugenommen haben, tun Sie sofort etwas dagegen. Ein bis zwei Pfund lassen sich verhältnismäßig leicht wieder abnehmen.

Sollten Sie einmal infolge einer Feier mehr Kalorien zu sich nehmen, als Ihrem Körpergewicht lieb ist, versuchen Sie, die zu viel verzehrten Kalorien sofort in den nächsten Tagen wieder einzusparen (siehe dazu Ausgleich „kleiner Sünden", Seite 137).

Was Sie wissen müssen

Mit dem Baukastensystem können Sie nicht nur Gewicht verlieren, sondern auch halten.

Sie finden hier Vorschläge für eine Kost von
- 1600 kcal (6700 kJ), mit der Sie Ihr Gewicht weiter langsam reduzieren können,
- 2000 kcal (8400 kJ), mit der Frauen ihr Gewicht halten können (F)
- 2400 kcal (10.000 kJ), mit der Männer ihr Gewicht halten können (M)

Die Kostvorschläge für Männer und Frauen zur Gewichtsstabilisierung entsprechen den Empfehlungen für die Nährstoffzufuhr der Deutschen Gesellschaft für Ernährung 1991. Sie stellen eine vollwertige Normalkost dar, die Sie der Ernährung Ihrer ganzen Familie zu Grunde legen können. Sie selbst sollten sich so lange an die angegebenen Mengen und Lebensmittel halten, bis Sie wissen, wie viel Sie essen dürfen und welche Lebensmittel Sie bevorzugen sollten.

Praktische Ratschläge

- Entscheiden Sie sich gemäß Ihrem individuellen Bedarf für eine der drei aufgeführten Kaloriengruppen.
- Wählen Sie zu den Mahlzeiten aus jeder Lebensmittelgruppe einen Baustein, also ein Lebensmittel und bauen Sie sich daraus Ihre Mahlzeit nach Ihrem Geschmack zusammen. Sie dürfen innerhalb der Lebensmittelgruppen aber auch zwei halbe oder drei drittel Portionen miteinander kombinieren.
- Die einzelnen Mahlzeiten dürfen Sie entsprechend Ihren Lebens- und Ernährungsgewohnheiten miteinander tauschen, doch sollten Sie die fünf Mahlzeiten möglichst beibehalten.
- Für den Einkauf und die Zubereitung der Lebensmittel gelten die gleichen Regeln wie die, die im Diätteil aufgeführt sind.
- Als Brotbelag für Frühstück und Abendessen sollten Sie wenigstens einmal am Tag ein Milchprodukt wählen. Dies ist wichtig für Ihre Calciumversorgung.

● Kochsalz und Gewürze aller Art sind erlaubt. Denken Sie aber daran: Kochsalz bindet Wasser im Körper, und Gewürze steigern den Appetit. Würzen Sie deshalb in Maßen!

● An Getränken sollten Sie täglich mindestens einen Liter trinken. Besonders geeignet sind alle kalorienfreien oder -armen Getränke wie Mineralwasser, Tee, Kaffee und kalorienarme Limonaden.

● Im Gegensatz zum Baukastenplan während der Diätphase haben wir hier das erste und zweite Frühstück zusammengefasst. So können Sie selbst entscheiden, was und welche Menge Sie zum ersten oder zum zweiten Frühstück essen.

● Die zweite Zwischenmahlzeit des Tages haben wir für „kleine Sünden" reserviert. Sie machen ungefähr 10% Ihrer Kost aus. Wählen Sie aus den aufgeführten Getränken und Speisen das aus, worauf Sie Appetit haben oder worauf Sie schwer verzichten können. Vielleicht essen Sie aber schon so ernährungsbewusst, dass Sie auf all die aufgeführten Genussmittel verzichten können und die genannten 10% lieber durch vollwertige Speisen und Getränke zu sich nehmen möchten?

● Setzen Sie sich zum Ziel, die Freude am Kochen, am Essen und am Bewirten lieber Freunde durch Ihre Kochkunst, Fantasie und Geschicklichkeit neu zu entwickeln. Man kann bekanntlich ja auch mit wenig Kalorien schlemmen!

Moderne Zubereitungsmethoden

Von der Wahl Ihrer Rezepte und Speisen hängt es ab, ob Sie das erreichte Gewicht auf vernünftige Weise erhalten und sich und Ihre Familie richtig und vollwertig ernähren.

Stellen Sie die Lebensmittel sinnvoll zusammen und gestalten Sie neue Rezepte mit folgenden Änderungen:

Weniger Fleisch und Wurst!

Große Portionen sind überflüssig und liefern zu viel Kalorien. Sie können Fleisch und Wurst einsparen, indem Sie sie durch Gemüse ersetzen oder die im Rezept angegebene Gemüsemenge erhöhen, z.B.

● Wurzelgemüse und Zwiebeln in Gulasch, Hackfleischgerichten und Soßen;

- Erbsen, Sellerie, Champignons in Fleisch- und Wurstsalaten;
- Tomaten, Gurken und Radieschen als Brotbelag

Weniger Fett!
Fett ist besonders kalorienreich und begünstigt die Entstehung vieler Krankheiten. Fett kann auf viele Arten eingespart werden, so z.b.

- beim Braten von Fleisch und beim Dünsten von Gemüse; Sie brauchen nur mit einem kleinen Backpinsel und etwas Öl die Pfanne auszupinseln
- beim Zubereiten von Salaten, Soßen und Suppen;
- beim Streichfett, das unter Wurst- und Käsebelag überflüssig ist;
- durch Bevorzugung fettarmer Milch-, Käse- und Wurstsorten.

Weniger Zucker!
Zucker enthält außer Energie keine Vitamine und Mineralstoffe. Sie können ihn bei allen Backwaren und Süßspeisen reduzieren. Sie werden sehen, der Geschmack gewöhnt sich an die reduzierte Süße.

Mehr Brot, Getreideerzeugnisse und Kartoffeln!
Diese sind reich an Mineralstoffen, Vitaminen und Ballaststoffen, haben einen hohen Sättigungswert und machen, sinnvoll eingesetzt, nicht dick. Deshalb sollten Sie Brot, Getreide und Kartoffeln in den Mittelpunkt jeder Mahlzeit stellen.
Eine Scheibe kräftiges Vollkornbrot oder ein frisches Brötchen schmeckt auch ohne Belag sehr gut. Eine frische, schonend gegarte Kartoffel schmeckt auch ohne große Fleischportion oder fette Soße.

Mehr Gemüse!
Gemüse ist reich an Mineralstoffen, Vitaminen und Ballaststoffen, aber arm an Kalorien.
Deshalb zu jeder Mahlzeit eine gute Portion Gemüse oder Frischkost.

Jeden Tag 1 Portion Milch oder Käse!
Diese Lebensmittel liefern wichtige Mineralstoffe.

TABELLE 8: DIE WÜNSCHENSWERTE TÄGLICHE ZUFUHR WICHTIGER NÄHRSTOFFE[1]

Für Personen im mittleren Lebensalter mit vorwiegend sitzender Lebensweise

Nährstoff	Frau (60 kg Körpergewicht)	Mann (70 kg Körpergewicht)
Nahrungsenergie[2]	2000 kcal (8,5 MJ)	2400 kcal (10 MJ)
12–15% als Eiweiß	ca. 65 g	ca. 80 g
25–30% als Fett	ca. 60 g	ca. 75 g
50–60% als Kohlenhydrate	ca. 275 g	ca. 330 g
Wasser	2–3 l	2–3 l
Essenzielle Fettsäuren	10 g	10 g
Kochsalz	5 g	5 g
Kalium	2 g	2 g
Calcium	900 mg	800 mg
Magnesium	300 mg	350 mg
Eisen	15 mg	10 mg
Jod	0,2 mg	0,2 mg
Vitamin A (Retinol)	0,8 mg	1 mg
Vitamin E (Tocopherol)	12 mg Äquiv.	12 mg Äquiv.
Vitamin B1 (Thiamin)	1,1 mg	1,3 mg
Vitamin B2 (Riboflavin)	1,5 mg	1,7 mg
Vitamin B5 (Pyridoxin)	1,6 mg	1,8 mg
Niacin	15 mg	18 mg
Vitamin C (Ascorbinsäure)	75 mg	75 mg

[1] nach „Empfehlungen für die Nährstoffzufuhr" der DGE, 1991 (Auszug)

[2] Wird beeinflusst u.a. durch Lebensalter, Körpergröße, Körpergewicht, Arbeitsbelastung, Gesundheitszustand

Frühstück

Wählen Sie aus jeder Lebensmittelgruppe einen Baustein aus, und kombinieren Sie diese sechs Bausteine zu einer Mahlzeit. Das 1. und 2. Frühstück liefern durchschnittlich 500 kcal, 15 g Eiweiß, 15 g Fett und 75 g Kohlenhydrate, wenn Sie Ihr Gewicht weiter langsam reduzieren wollen; oder, wenn Sie Ihr Gewicht halten wollen, 600 kcal, 20 g Eiweiß, 15 g Fett und 95 g Kohlenhydrate (Frauen) bzw. 750 kcal, 22 g Eiweiß, 23 g Fett und 110 g Kohlenhydrate (Männer).

LEBENSMITTELGRUPPE 1

	Gewichts-reduktion	Gewichts-stabilisierung F	Gewichts-stabilisierung M
Vollkornbrot	100 g	125 g	100 g
Roggenbrot	100 g	125 g	150 g
Grahambrot	100 g	125 g	150 g
Mischbrot	100 g	125 g	150 g
Brötchen	100 g	125 g	150 g
Knäckebrot	60 g	70 g	90 g
Haferflocken	50 g	50 g	60 g
+ Trockenfrüchte	20 g	30 g	40 g
Vollkornschrot	50 g	50 g	60 g
+ Trockenfrüchte	20 g	30 g	40 g
Cornflakes	50 g	50 g	75 g
+ Trockenfrüchte	20 g	30 g	40 g
Müslimischung	40 g	50 g	60 g

LEBENSMITTELGRUPPE 2

	Gewichts-reduktion	Gewichts-stabilisierung F	Gewichts-stabilisierung M
Vollkornbrot	100 g	125 g	100 g
Schnittkäse, 30% F.i.Tr. (Edamer, Gouda, Tilsiter)	45 g	50 g	60 g
Schnittkäse, 45% F.i.Tr.	30 g	40 g	45 g
Weichkäse, 45% F.i.Tr. (Briekäse, Camembert, Schmelzkäse)	45 g	50 g	60 g
Harzer Käse (Mainzer Handkäse)	75 g	85 g	100 g
Magerquark/Schichtkäse	100 g	125 g	150 g
+ Butter/Margarine	5 g	5 g	5 g
Doppelrahmfrischkäse	30 g	30 g	35 g
Trinkmilch, 3,5% F.	175 ml	200 ml	250 ml
Jogurt, 3,5% F.	175 g	200 g	250 g
Fleischwaren, mager (Cornedbeef, Geflügel- wurst, Schinken)	45 g	55 g	75 g
Eier	1 St.	1 St.	1 St.

LEBENSMITTELGRUPPE 3

	Gewichts-reduktion	Gewichts-stabilisierung F	Gewichts-stabilisierung M
Butter/Margarine	5 g	10 g	15 g
Halbfettbutter/Halbarine	10 g	20 g	30 g
Schlagsahne, 30% F.	15 g	30 g	60 g

LEBENSMITTELGRUPPE 4

	Gewichts-reduktion	Gewichts-stabilisierung F	Gewichts-stabilisierung M
Zucker	10 g	15 g	20 g
Honig	10 g	15 g	20 g
Marmelade	15 g	20 g	25 g
Trockenobst	20 g	25 g	35 g
Obst, frisch, z.b. Äpfel	100 g	125 g	150 g

LEBENSMITTELGRUPPE 5

	Gewichts-reduktion	Gewichts-stabilisierung F	Gewichts-stabilisierung M
Obst, frisch, z.b. Kirschen	150 g	150 g	200 g
Obstsaft	150 ml	150 ml	200 ml

LEBENSMITTELGRUPPE 6

Kaffee ohne Zucker, Tee, alle Sorten ohne Zucker, Mineralwasser	keine Mengenbegrenzung

Mittagessen

Wählen Sie aus jeder Lebensmittelgruppe einen Baustein aus und kombinieren Sie diese sechs Bausteine zu einer Mahlzeit. Das Mittagessen liefert durchschnittlich 500 kcal, 25 g Eiweiß, 20 g Fett und 45 g Kohlenhydrate, wenn Sie Ihr Gewicht weiter langsam reduzieren wollen; oder, wenn Sie Ihr Gewicht halten wollen, 600 kcal, 30 g Eiweiß, 22 g Fett und 75 g Kohlenhydrate (Frauen) bzw. 750 kcal, 35 g Eiweiß, 27 g Fett und 90 g Kohlenhydrate (Männer).

LEBENSMITTELGRUPPE 1

	Gewichts-reduktion	Gewichts-stabilisierung F	Gewichts-stabilisierung M
Geflügelfleisch, roh	100 g	100 g	125 g
Fleisch, roh (Rind, Schwein, Kalb, Wild)	100 g	100 g	125 g
Fleisch, gegart	70 g	70 g	85 g
Leber	80 g	80 g	100 g
Hackfleisch	80 g	80 g	100 g
Seefisch	125 g	125 g	150 g
+ Fett	5 g	5 g	10 g
Forelle	150 g	150 g	200 g
Fischmarinade	80 g	80 g	100 g
Eier	1 St.	1 St.	2 St.
Hülsenfrüchte	50 g	50 g	75 g
Schnittkäse, 45% F.i.Tr.	40 g	40 g	50 g
Vollmilch, 3,5% F.	200 ml	200 ml	300 ml
Wurst	50 g	50 g	75 g

LEBENSMITTELGRUPPE 2

	Gewichts-reduktion	Gewichts-stabilisierung F	Gewichts-stabilisierung M
Kartoffeln	200 g	250 g	275 g
Kartoffelklöße, verzehrfertig	150 g	175 g	200 g
Naturreis, roh	50 g	60 g	75 g
Teigwaren, roh	50 g	60 g	75 g
Brot	75 g	100 g	125 g

LEBENSMITTELGRUPPE 3

	Gewichts-reduktion	Gewichts-stabilisierung F	Gewichts-stabilisierung M
Gemüse	200 g	250 g	250 g
Blattsalat	50 g	50 g	75 g
Rohkost	100 g	125 g	150 g
Nasskonserven	150 g	200 g	200 g
Tiefkühlkost	150 g	200 g	200 g

LEBENSMITTELGRUPPE 4

	Gewichts-reduktion	Gewichts-stabilisierung F	Gewichts-stabilisierung M
Öl	10 g	10 g	15 g
Butter/Margarine	12 g	12 g	18 g
Speck, durchwachsen	15 g	15 g	20 g
Schlagsahne, 30% F.	30 g	30 g	45 g
Saure Sahne, 10% F.	75 g	75 g	100 g

LEBENSMITTELGRUPPE 5

	Gewichts-reduktion	Gewichts-stabilisierung F	Gewichts-stabilisierung M
Pudding, verzehrfertig	–	100 ml	100 ml
Götterspeise	–	150 g	150 g
Eiscreme, einfach	–	75 ml	75 ml
Rote Grütze	–	125 g	125 g
Jogurt mit Früchten, 3,5% F.	–	125 g	125 g
Kompott	–	125 g	125 g
Obstkuchen, einfach	–	75 g	75 g

Mineralwasser, Tee ohne Zucker,
Fleischbrühe, Gemüsesaft mit
Mineralwasser   keine Mengenbegrenzung

Abendessen

Wählen Sie aus jeder Lebensmittelgruppe einen Baustein aus, und kombinieren Sie diese fünf Bausteine zu einer Mahlzeit. Das Abendessen liefert durchschnittlich 450 kcal, 20 g Eiweiß, 20 g Fett und 50 g Kohlenhydrate, wenn Sie Ihr Gewicht weiter langsam reduzieren wollen; oder, wenn Sie Ihr Gewicht halten wollen, 550 kcal, 25 g Eiweiß, 23 g Fett und 60 g Kohlenhydrate (Frauen) bzw. 650 kcal, 30 g Eiweiß, 25 g Fett und 75 g Kohlenhydrate (Männer).

LEBENSMITTELGRUPPE 1

	Gewichts-reduktion	Gewichts-stabilisierung F	Gewichts-stabilisierung M
Vollkornbrot	100 g	125 g	150 g
Grahambrot	100 g	125 g	150 g
Mischbrot	100 g	125 g	150 g
Brötchen	100 g	125 g	150 g
Vollkorntoast	100 g	125 g	150 g
Knäckebrot	60 g	70 g	90 g
Naturreis, roh	60 g	70 g	90 g
Vollkornnudeln, roh	60 g	70 g	90 g
Vollkorngetreide, roh (Hirse, Grünkern, Hafer, Roggen, Weizen)	60 g	70 g	90 g
Kartoffeln	250 g	275 g	300 g

LEBENSMITTELGRUPPE 2

	Gewichts-reduktion	Gewichts-stabilisierung F	Gewichts-stabilisierung M
Wurst, fettarm (Geflügel-wurst, Mortadella, Weißwurst usw.)	45 g	50 g	60 g
Cornedbeef/Schinken/ Braten	45 g	50 g	60 g
Tatar	50 g	60 g	75 g
Huhn/Pute in Aspik	75 g	90 g	100 g
Schnittkäse, 30% F.i.Tr.	45 g	50 g	60 g
Weichkäse, 45% F.i.Tr.	50 g	60 g	70 g
Harzer Käse	75 g	90 g	100 g
Magerquark	100 g	125 g	125 g
+ Butter/Margarine	5 g	5 g	10 g
Eier	1 St.	1 St.	2 St.
Fischmarinade	75 g	100 g	125 g

LEBENSMITTELGRUPPE 3

	Gewichts-reduktion	Gewichts-stabilisierung F	Gewichts-stabilisierung M
Butter/Margarine	10 g	15 g	20 g
Majonäse, 80% F.	10 g	15 g	20 g
Öl	10 g	15 g	20 g
Schlagsahne, 30% F.	30 g	45 g	60 g
Saure Sahne, 10% F.	75 g	100 g	125 g

LEBENSMITTELGRUPPE 4

	Gewichts-reduktion	Gewichts-stabilisierung F	Gewichts-stabilisierung M
Gemüse	100 g	100 g	100 g
Fertigsalate	75 g	75 g	75 g

LEBENSMITTELGRUPPE 5

Mineralwasser, Fleisch- und Gemüsebrühe, Tee, Limonade (kalorienreduziert)	keine Mengenbegrenzung

Kleine Sünden für zwischendurch

Hier finden Sie die Lebensmittel, bei denen viele von Ihnen häufig „schwach werden", deshalb werden sie Ihnen (in kleinen Mengen) gestattet. Sie können sie als eine Zwischenmahlzeit verzehren, dann liefert diese 150 kcal, wenn Sie Ihr Gewicht weiter langsam reduzieren wollen; oder, wenn Sie Ihr Gewicht halten wollen, 200 kcal (Frauen) bzw. 250 kcal (Männer).

LEBENSMITTELGRUPPE 1

	Gewichts- reduktion	Gewichts- stabilisierung F	Gewichts- stabilisierung M
Bier/Apfelwein	300 ml	400 ml	500 ml
Weißwein/Rotwein/Sekt	180 ml	240 ml	300 ml
Obstbowle/Kalte Ente	150 ml	200 ml	250 ml
Dessertwein/Aperitif	75 ml	100 ml	125 ml
Likör	40 ml	60 ml	80 ml
Weinbrand	50 ml	60 ml	80 ml
Obstsaft/Limonade/ koffeinhaltige Erfrischungsgetränke	300 ml	400 ml	500 ml
Kakao/Trinkschokolade	80 ml	100 ml	140 ml
Bonbons	35 g	50 g	60 g
Pralinen	30 g	40 g	50 g
Schokolade	25 g	35 g	55 g
Eiscreme	75 g	100 g	125 g
Eiskaffee	½ Port.	¾ Port.	1 Port.

LEBENSMITTELGRUPPE 1

	Gewichts-reduktion	Gewichts-stabilisierung F	Gewichts-stabilisierung M
Eisbecher mit Sahne	–	½ Port.	1 Port
Erdnüsse/Pommes Chips	20 g	30 g	40 g
Erdnusslocken	30 g	40 g	50 g
Salzgebäck/Kräcker	35 g	45 g	55 g
Hefegebäck, einfach	70 g	100 g	115 g
Kleingebäck	30 g	40 g	50 g
Obstkuchen/Biskuit	75 g	100 g	125 g
Sahnetorte	–	60 g	75 g
Keks, einfach	35 g	50 g	60 g
Keks, gefüllt	25 g	35 g	45 g
Frankfurter Würstchen	50 g	75 g	100 g
Aufschnitt	30 g	45 g	55 g

Der Ausgleich „kleiner Sünden"

Kleine Feste, Einladungen und Partys machen es häufig schwer, die Ernährungsregeln und gefassten guten Vorsätze einzuhalten, und die Waage macht am nächsten Tag die begangenen Sünden sichtbar. Ein oder zwei Kilo Gewichtszunahme sind dabei keine Seltenheit.

Diese plötzliche Gewichtszunahme beruht in erster Linie auf einer vermehrten Wasserspeicherung, bedingt durch einen hohen Salzverzehr.

Doch keine Angst, denn mit ein bis zwei Schalttagen lassen sich die „Seitensprünge" wieder geradebiegen. Sie schwemmen auf Grund ihrer Zusammensetzung Kochsalz und Wasser aus und regulieren damit die kurzfristige Gewichtszunahme.

Beachten Sie bitte, gleichgültig für welche Schalttagform Sie sich entscheiden, Folgendes:

● Die angegebenen Mengen müssen exakt eingehalten und auf 5 Mahlzeiten verteilt werden.

● Sie dürfen weder Kochsalz noch kochsalzhaltige Würzmittel verwenden.

● Trinken Sie zusätzlich noch einen Liter Tee, Mineralwasser oder salzfreie Gemüsebrühe.

Quark-Kartoffel-Tag

(800 kcal)
500 g Magerquark
Kräuter
1 Zwiebel oder 1 Tomate
300 g Kartoffeln
50 g Vollkornbrot

Den Quark mit Wasser glatt rühren, mit frischen, fein gehackten Kräutern, Zwiebeln oder der Tomate abschmecken. Die Kartoffeln in der Schale garen. Alles sehr langsam essen.

Gemüsetag

(500–750 kcal)
1–1½ kg Gemüse

Das Gemüse ohne Fett dünsten oder roh fein reiben, schneiden, gut kauen!

Reis-Obst-Tag

(800 kcal)
100 g Reis (Naturreis)
500 g Obst

Den Reis in Wasser ausquellen lassen. Das Obst roh oder ohne Zucker gedünstet dazugeben.

DER AUSGLEICH „KLEINER SÜNDEN" 139

Sauerkraut-Kartoffel-Tag

(750 kcal)
  1 Zwiebel
  1 Möhre
  1 Apfel
  750 g Sauerkraut
  150 g Kartoffeln

Das Gemüse und den Apfel fein schneiden, mit dem Sauerkraut dünsten, auf 4 Mahlzeiten verteilen. Die Kartoffeln in der Schale garen, mittags verzehren.

Sie können auch alle Zutaten zu einem Salat verarbeiten und als Rohkost verzehren.

Safttag

(500–750 kcal)
  1–1½ l Obst- und/
  oder Gemüsesaft
  ½ l Gemüsebrühe, selbst bereitet

In kleinen Schlucken trinken.

Milch-Brot-Tag

(850–900 kcal)
  1 l Milch
  2–3 Brötchen

Milch und Brötchen sehr langsam essen bzw. trinken.

Rezeptverzeichnis

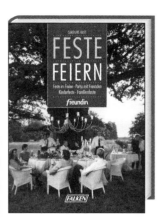

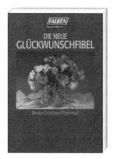

Feste feiern
Von C. Kast – 128 S.,
172 Farbfotos, gebunden
ISBN: 3-8068-**4825**-4
Preis: DM 39,90

Schluss mit öden Familienfeiern, Kinderfesten nach Schema F und langweiligen Feiern im Freundeskreis! Dieser freundin-Ratgeber präsentiert eine bunte Palette an originellen Festvorschlägen für Feste in der Wohnung und für Grillpartys, für Kinderfeste und Familienfeiern.

Geburt und Taufe feiern
Von S. Ahrndt – 112 S.,
80 Farbfotos, 46 Farbzeichnungen, kartoniert
ISBN: 3-8068-**1443**-0
Preis: DM 19,90

Ein besonders schöner Anlass, im Familien- und Freundeskreis zusammenzukommen, ist die Feier von Geburt und Taufe. Dieser Ratgeber hilft bei Planung sowie Durchführung und bietet daneben viele andere nützliche Anregungen.

Geburtstagsfeiern für jedes Alter
Von S. Ahrndt – 120 S.,
145 Farbfotos, 28 farbige Zeichnungen, kartoniert
ISBN: 3-8068-**1382**-5
Preis: DM 19,90

Ob Kindergeburtstag oder Geburtstagsparty, ob Geburtstagsfrühstück, Kaffeetafel oder eine Feier mit Arbeitskollegen - mit Hilfe dieses reichbebilderten Ratgebers wird jeder Geburtstag zu einem unvergesslichen Ereignis.

Die neue Glückwunschfibel
Von R. Christian-Hildebrandt
106 S., 34 Zeichnungen, kartoniert
ISBN: 3-635-**60031**-8
Preis: DM 9,90

Dieses Buch enthält eine Vielzahl von Glückwünschen in Versform und in Prosa für die Feste im Laufe eines Jahres.

Glückwunschverse für Kinder
Von B. Ulrici – 112 S.,
26 s/w-Fotos, kartoniert
ISBN: 3-635-**60092**-X
Preis: DM 12,90

Wenn Kinder bei festlichen Anlässen Glückwünsche in Gedichtform vortragen, erfreut ein gelungener Auftritt die Herzen aller Beteiligten. Dieser illustrierte Ratgeber bietet eine Fülle von leicht zu lernenden, klassischen und originellen modernen Versen für jede Gelegenheit.

Kindergedichte für Familienfeste
Von B. H. Bull – 98 S.,
30 Zeichnungen, kartoniert
ISBN: 3-635-**60050**-4
Preis: DM 12,90

Ob zum Muttertag, zum Valentinstag oder zum Nikolaus, dieses Buch bietet mit unzähligen Gedichten einen wertvollen Fundus für Kinder und Erwachsene.

Reden für Familienfeiern
Von G. Kunz
112 S., kartoniert
ISBN: 3-635-**60281**-7
Preis: DM 12,90

Dieser Ratgeber enthält zahlreiche Musterreden zu allen Anlässen und gibt wertvolle Tipps zum Aufbau, Stil und Vortrag.

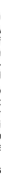

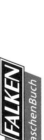

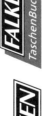

Stand der Preise 1.1.1998 · Änderungen vorbehalten

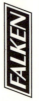
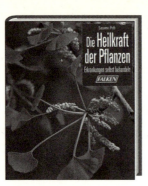

Die Heilkraft der Pflanzen
Von S. Poth – 208 S.,
194 Farbfotos, gebunden
ISBN: 3-8068-**4862**-9
Preis: DM 39,90

Vorgestellt werden etwa 100 Heilpflanzen mit botanischer Beschreibung, Inhaltsstoffen, Einsatzmöglichkeiten und Besonderheiten. Die einzelnen Pflanzen sind den Krankheiten zugeordnet – der medizinische Laie findet sofort die für ihn relevanten Pflanzen.

Neurodermitis
Von Prof. Dr. med. Dr. phil. S. Borelli,
Prof. Dr. med. J. Rakoski
136 S., 6 s/w-Fotos, 10 s/w-Zeichnungen, kartoniert
ISBN: 3-8068-**1649**-2
Preis: DM 24,90

Viele Menschen leiden unter Neurodermitis. Da es verschiedene Auslöser gibt, haben zahlreiche Betroffene bereits fehlgeschlagene Therapieversuche hinter sich. Dieses Buch hilft ihnen und ihren Angehörigen, den individuell richtigen Umgang mit der Erkrankung zu erlernen.

Rückenschmerzen
Von G. Leibold – 112 S.,
zweifarbig, 30 Zeichnungen,
kartoniert
ISBN: 3-635-**60059**-8
Preis: DM 14,90

Haben Sie auch Rückenschmerzen? Dieser Ratgeber beschreibt die Ursachen, erklärt allgemein verständlich die Krankheitsbilder und informiert über natürliche Heilweisen.

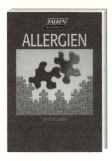

Allergien
Von G. Leibold – 100 S.,
4 Zeichnungen, kartoniert
ISBN: 3-635-**60057**-1
Preis: DM 12,90

Leiden Sie auch unter Heuschnupfen, einer Hausstaub- oder Sonnenallergie? Dieser Ratgeber will helfen, Allergien zu lindern und zu heilen. Er beschreibt allgemein verständlich den Aufbau des menschlichen Abwehrsystems, die verschiedenen Ursachen für Allergien, erklärt ihre Symptome und informiert über natürliche Heilweisen.

Autogenes Training
Von R. Faller – 110 S.,
3 s/w-Zeichnungen, kartoniert
ISBN: 3-635-**60009**-1
Preis: DM 9,90

Durch autogenes Training haben bereits Millionen Menschen zu mehr Lebensfreude und Selbstsicherheit gefunden. Die in diesem Buch dargestellten Übungen führen stufenweise zur positiven Beeinflussung der seelischen Haltung und zu völliger Entspannung.

Fußsohlenmassage
Von G. Leibold – 96 S.,
73 Zeichnungen, kartoniert
ISBN: 3-635-**60036**-9
Preis: DM 11,90

In China entdeckte man schon vor Tausenden von Jahren, dass zahlreiche Zonen des Fußes in einer besonderen Art reflektorischer Beziehung zum übrigen Körper stehen. In diesem praxisorientierten Ratgeber erfahren Sie, wie Sie die heilsamen Wirkungen der Fußmassage für sich selbst nutzen können.